Michael C. Bond
Andrew D. Perron
Michael K. Abraham

骨科急症
专业速查指南

ORTHOPEDIC EMERGENCIES
Expert Management for the Emergency Physician

	迈克·C.邦德
主　编	〔美〕安德鲁·D.佩伦
	迈克·K.亚伯拉罕
主　译	孙明林
副主译	白春宏　王宇强　朱　雷

天津出版传媒集团
天津科技翻译出版有限公司

著作权合同登记号:图字:02-2015-75

图书在版编目(CIP)数据

　骨科急症:专业速查指南 / (美) 迈克·C. 邦德
(Michael C. Bond), (美) 安德鲁·D. 佩伦
(Andrew D. Perron) , (美) 迈克·K. 亚伯拉罕
(Michael K. Abraham) 主编 ; 孙明林主译 . — 天津 :
天津科技翻译出版有限公司 , 2023.1
　书名原文 : Orthopedic Emergencies: Expert
Management for the Emergency Physician
　ISBN 978-7-5433-4206-4

　Ⅰ .①骨… Ⅱ .①迈… ②安… ③迈… ④孙… Ⅲ .
①骨疾病－急性病－诊疗 Ⅳ.① R680.597

中国版本图书馆 CIP 数据核字 (2021) 第 273208 号

中文简体字版权属天津科技翻译出版有限公司。

授权单位:Cambridge University Press
出　　版:天津科技翻译出版有限公司
出 版 人:刘子媛
地　　址:天津市南开区白堤路 244 号
邮政编码:300192
电　　话:022-87894896
传　　真:022-87893237
网　　址:www.tsttpc.com
印　　刷:天津海顺印业包装有限公司
发　　行:全国新华书店
版本记录:889mm×1194mm　32 开本　10.5 印张　300 千字
　　　　　2023 年 1 月第 1 版　2023 年 1 月第 1 次印刷
　　　　　定价:78.00 元

(如发现印装问题,可与出版社调换)

译者名单

主　译

孙明林　中国人民武装警察部队特色医学中心

副主译

白春宏　中国人民武装警察部队特色医学中心

王宇强　中国人民武装警察部队特色医学中心

朱　雷　西安交通大学附属红会医院

译　者（按姓氏汉语拼音排序）

安　博　中国人民武装警察部队河南省总队医院

初殿伟　中国人民武装警察部队天津市总队医院

何　亮　安徽医科大学第一附属医院

何志江　中国人民武装警察部队海南省总队医院

胡　苇　中国人民武装警察部队宁夏回族自治区总队医院

黄　揆　中国人民武装警察部队四川省总队医院

金晋浙　中国人民武装警察部队特色医学中心

李　军　中国人民武装警察部队河北省总队医院

李　煜　中国海警局直属第三局

李建鑫　中国人民武装警察部队特色医学中心

刘　浩　中国人民武装警察部队福建省总队医院

刘　群　中国人民解放军海军陆战队医院

刘水涛　中国人民武装警察部队特色医学中心

刘英杰　中国人民武装警察部队河南省总队医院

吕　丹　中国人民武装警察部队特色医学中心

孙东东　中国人民解放军 31658 部队

孙铭泽　中国人民武装警察部队四川省总队医院

王　锋　中国人民武装警察部队特色医学中心

王　恺　陕西省军区西安第十七离职干部休养所

王文涛　中国人民武装警察部队陕西省总队医院

王彦鹏　中国人民武装警察部队特色医学中心

王悦鹏　中国人民武装警察部队特色医学中心

王志刚　中国人民武装警察部队第一机动总队特战第二支队

徐　挥　中国人民武装警察部队新疆生产建设兵团总队医院

杨　亮　中国人民武装警察部队特色医学中心

杨海斌　中国人民武装警察部队青海省总队医院

编者名单

Michael K. Abraham, MD
Clinical Assistant Professor, Department of
Emergency Medicine, University of
Maryland School of Medicine, Baltimore,
MD, USA

Kelley Banagan, MD
Department of Orthopedics,
University of Maryland School of Medicine,
Baltimore, MD, USA

Michael C. Bond, MD, FACEP, FAAEM
Associate Professor and Residency Program
Director, Department of Emergency
Medicine, University of Maryland School of
Medicine, Baltimore, MD, USA

George Chiampas, DO
Team Physician, Northwestern University
Athletics Team Physician, Chicago
Blackhawks Medical Director, Bank of
America Chicago Marathon Assistant
Professor, Department of Emergency
Medicine Northwestern University,
Feinberg School of Medicine,
Chicago, IL, USA

Moira Davenport, MD
Associate Professor of Emergency
Medicine, Temple University School of
Medicine, Allegheny General Hospital,
Pittsburgh, PA, USA

Ryan Friedberg, MD
Clinical Instructor, Sports
Medicine & Shoulder Surgery

Carl A. Germann, MD, FACEP
Assistant Professor, Tufts University School
of Medicine, Department of Emergency
Medicine, Maine Medical Center, Portland,
ME, USA

Dennis Hanlon, MD
Associate Professor of
Emergency Medicine, Temple
University School of Medicine,
Allegheny General Hospital, Pittsburgh,
PA, USA

Stephen Y. Liang, MD
Infectious Disease Fellow, Division
of Infectious Diseases, Washington
University School of Medicine, Saint
Louis, MO, USA

Sanjeev Malik, MD
Assistant Medical Director and
Assistant Professor Department of
Emergency Medicine, Northwestern
University Feinberg School of Medicine,
Chicago, IL, USA

Nathan W. Mick, MD, FACEP
Assistant Professor, Tufts
University School of Medicine,
and Director of Pediatric Emergency
Medicine, Maine Medical Center,
Portland, ME, USA

Arun Sayal, MD, CCFP(EM)
Assistant Professor, Department of Family
and Community Medicine, University of
Toronto, and Staff Physician, Emergency
Department and Fracture Clinic,
North York General Hospital,
Toronto, ON, Canada

Brian Tscholl, MD
Fellowship Trained Foot and
Ankle Surgeon, Orthopedic One,
Riverside Methodist Hospital and
Dublin Methodist Hospital Columbus,
OH, USA

Amy E. Valasek, MD, MS
Johns Hopkins Department
of Orthopedics Pediatric
Division, White Marsh,
MD, USA

Molly Weiner, MD
Resident Physician, Department of
Emergency Medicine Northwestern
University, Feinberg School of Medicine,
Chicago, IL, USA

中文版前言

现代骨科学的发展日新月异,各种新技术层出不穷,许多新的亚专业应运而生并日臻完善。在我国现有的医疗环境和人才培养模式下,许多高学历的青年骨科医生在进入临床的初期,就过早地确定了未来所从事的亚专业方向。他们起点高、进步快、专业精,但同时也存在骨科基本功训练不足、知识面宽度不够的问题。最突出的表现就是处理骨科急诊时难以得心应手,尤其是某些常见、多发伤的急诊处理。比如擅长脊柱微创的青年专家,很可能不熟练 Colles 骨折的处理方法,这有可能对其全面发展造成羁绊。

自 2005 年以来,我作为研究生导师开始带教骨科专业的研究生,包括临床教学和课题研究。这些学生来自祖国的大江南北,综合素质出类拔萃,但对于骨科基础知识和基本技能的掌握却参差不齐。在课题研究之余,我一直注意创造更多的机会,让他们尽快掌握课题方向以外的骨科各个亚专业的临床知识和手术技能。

多年以来,我的身边总是会有研究生陪我一起出专家门诊、处理急诊、参加各种手术。他们中的大多数人会随我一起工作三年,我每年都会送走一批毕业生,也会迎来一批新的学生。日月如梭,尽管学生们换了一届又一届,但我总能与这些朝气蓬勃的年轻人在一起。他们聪明勤奋、积极向上,给我的生活带来一束光。我们朝夕相伴,一起查房、值班、讨论病例和课题研究,忙碌的日子是他们临床技能提高最快的阶段,也是我工作中最快乐的时光。也许受益于此,他们毕业后也都在各自岗位上迅速成为技术骨干或者新一代的专家。

  第一次看到《骨科急症：专业速查指南》这本书时，它让我瞬间想起这些远在天南海北的学生们。这本书以图文并茂、言简意赅的形式，系统地介绍了骨科常见急症的临床特点和处理原则，内容翔实、方便实用。因此，将其翻译出版，推荐给青年骨科医生作为入门学习的材料是我梦寐以求的。这个想法得到了科室同仁、青年医生和众多研究生的支持，他们纷纷表示愿意分担其中的部分工作。虽然他们的入学时间不同，但对于那段学习经历却有着相似的回味和记忆。因此，我也特别想以此书的翻译出版，作为我们一起工作、学习的纪念，共同回味那激情四射的年代。

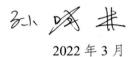

2022 年 3 月

前　言

　　在急救中心、急诊科、救护站、外伤急救科工作的医务人员不太可能上一个轮班而没有见到骨创伤的患者。在这些部门工作的医务人员比我们的亚专科同事们需要评估更多的急性外伤患者,因此他们要对急性外伤的诊断和治疗有更好的理解。很多教科书讲解了此方面的内容。不过大多数此类书籍都是深奥的,是为骨外科医师和运动医学医师而写的大部头书籍,其他的则是为初学者而写的。与它们不同,本书是一本实用的案头参考手册。

　　《骨科急症:专业速查指南》可供有一定经验的、想更新自己学术知识的从业者参考,也可以供低年资的医学生阅读。作者努力地提供骨科急症的重点和要点供读者快速掌握,也提供了治疗方面详尽的内容。

　　每章内容分为外伤或骨折的描述,怎样诊断,治疗建议,应该告知患者的常见并发症。我们尽可能地推荐一种明确的治疗方案。对于那些治疗有争议的疾病,我们建议医师与当地的专家讨论后再做出治疗计划。

　　这本书基于外伤部位来讲述,还包括骨科感染、小儿外伤、常见的操作等章节,最后一章以图文结合的方式讲解石膏固定的操作步骤。本书的结构有助于读者更好地阅读和更快速地查找有用的信息。

　　编者们希望本书可为读者提供有关骨科急症的丰富知识,将其作为案头工具书时常翻阅,并提供宝贵的建议和意见。

　　祝你在治疗外伤患者的过程中一切顺利!

目　录

第1章 手和腕部急症

Carl A. Germann

尺桡骨远端损伤

注意:在 75 岁以下患者中,尺桡骨远端骨折是最常见的骨折类型。尺桡骨远端损伤常常合并有正中神经和尺神经损伤。

桡骨远端骨折

要点

- Colles 骨折(图 1.1 和图 1.2):桡骨干骺端的横行骨折伴背侧移位及成角,常常由过伸位手掌撑地导致。
- 反 Colles 骨折或 Smith 骨折(图 1.3):桡骨干骺端的横行骨折,远端骨折块向掌侧移位及成角,常常是由手腕部屈曲且手背撑地所致。
- Barton 骨折(图 1.4):桡骨远端的骨折,合并桡腕关节脱位。
  * 掌侧 Barton 骨折常常发生在腕关节掌屈时,常常影响桡骨掌侧缘。
  * 背侧 Barton 骨折常常发生在腕关节背伸时,常常影响桡骨背侧缘。
- Hutchinson 骨折(图 1.5):也称为 Chauffer 骨折。桡骨干骺端累及桡骨茎突的关节内横行骨折,常由直接暴力打击或者摔伤腕部桡侧导致。
- 临床表现:桡骨远端骨折通常表现为腕部疼痛、肿胀和畸形。
- 体格检查中,Colles 骨折可见由背侧移位及成角导致的银叉样畸形。
- Smith 骨折常常有腕部掌侧压痛。

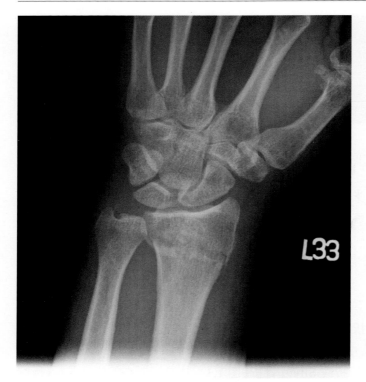

图 1.1　Colles 骨折。(经 Carl Gemann 医师授权,允许使用。)

- 正中神经损伤常常伴发于 Colles 骨折和 Smith 骨折,仔细地检查神经和血管在最初及后续治疗中都是必要的。

诊断性检查

- 对于 Colles 骨折及 Smith 骨折,腕部 X 线片能够显示桡骨干骺端的骨折。侧位 X 线片能显示背侧或掌侧的移位及成角。
- 侧位 X 线片能清晰地显示桡骨远端关节内骨折和 Barton 骨折中手掌的移位。后前位(正位)X 线片常常能显示桡骨远端的粉碎性骨折。

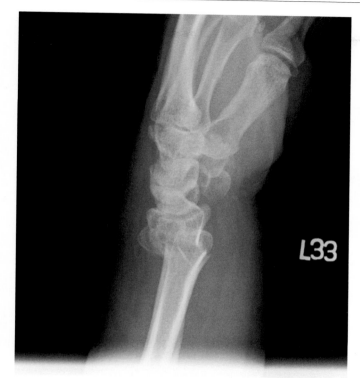

图 1.2　Colles 骨折,展示了骨远端的背侧成角。

- 腕关节正位片能清晰地显示 Hutchinson 骨折。

治疗

- Colles 骨折应使用闭合手法复位,使用骨折断端局部麻醉有助于成功复位。成功复位后,应使用长臂夹板固定在中立位或者旋前位,7~10 天内骨科随诊。如果初步尝试闭合复位失败,患者出现神经血管症状,或者开放性骨折,应该申请骨科会诊。
- Smith 骨折应行闭合复位。复位后,给患者应用长臂夹板并固定于旋后位。这类骨折应请骨科或者手外科会诊,因为这类骨折更不稳定,

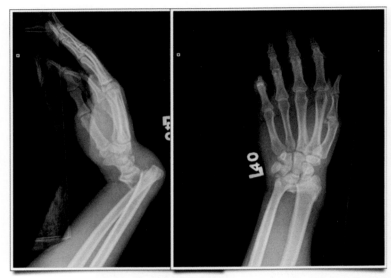

图 1.3　Smith 骨折。远端骨折块向掌侧移位。(经 Carl Germann 医师授权，允许使用。)

常常需要急诊手术处理。

- Barton 骨折需要骨科或者手外科会诊，以进行早期手术处理。
- 无移位的 Hutchinson 骨折可应用短臂夹板，常规骨科或手外科随访。移位的骨折需要复位和制动。因为腕部的多条韧带都止于桡骨茎突，对线不准确会导致并发症，所以准确的解剖对线是至关重要的。

预后

- 并发症包括：
  * 骨折畸形愈合。
  * 下尺桡关节和桡腕关节不稳定。
  * 关节炎。
  * 慢性疼痛。

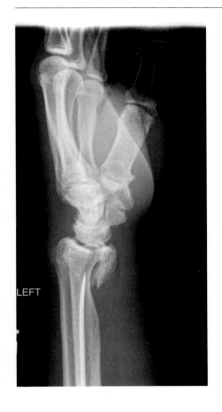

图 1.4　掌侧 Barton 骨折。桡骨腕关节面的掌侧缘骨折。(经 Carl Germann 医师授权,允许使用。)

　　＊ 骨折不愈合。
- 大部分患者可获得良好预后。

下尺桡关节损伤(DRUJ)

要点

- 下尺桡关节损伤可为独立损伤,更常见的是合并桡骨远端骨折。
  - ＊ 在初次诊断时,有 50％的患者未能发现此损伤。
- 前臂过伸位时旋前的暴力会导致常见的、典型的背侧移位。
- 前臂过伸位时旋后的暴力会导致典型的掌侧移位。

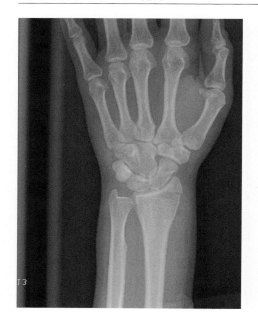

图 1.5 Hutchinson 骨折:涉及桡骨茎突的关节内骨折。（经 Carl Germann 医师授权,允许使用。）

临床表现

- 该损伤常常被更明显的损伤所掩盖。
- 体格检查中,背侧移位表现为尺骨头过度突出,由前臂旋后时疼痛导致的前臂旋转功能减弱。
- 掌侧移位缺乏上述典型表现。

诊断性检查

注意:正常侧位 X 线片显示尺骨与桡骨重叠,而在下尺桡关节损伤的患者中,侧位片可见尺骨向掌侧或背侧移位。下尺桡关节脱位时,正位 X 线片表现为尺骨远端与桡骨远端重叠。侧位片可见尺骨头移位。

- * 掌侧脱位。
- * 背侧脱位。
- 下尺桡关节不稳定的 X 线片表现包括:

* 尺骨茎突基底骨折伴有 2 mm 以上的移位。
* 下尺桡关节损伤后难以复位的脱位。
* 涉及桡骨乙状切迹的骨折。
* 下尺桡关节损伤的严重移位。
* 桡骨短缩。

治疗

- 如果根据临床表现或放射学检查怀疑下尺桡关节不稳定，应请骨科或手外科会诊，进行复位或制动。

预后

- 下尺桡关节损伤的发病率较高，可能需要行重建手术。

腕骨骨折及脱位

舟骨骨折

注意：舟骨骨折是最常见的腕部骨折，也是最易被忽视的腕部损伤。医师需要全面了解病史、详细查体，并结合高度怀疑，才能做出准确的诊断。

要点

- 舟骨骨折占所有诊断的腕骨损伤的 60%~70%。
- 放射学表现（图 1.6）可能模糊，因此难以确诊。
- 准确的早期诊断很重要，因为诊断延迟或者漏诊均可能导致长期的疼痛，活动受限，功能减退。
- 舟骨骨折有较高的不愈合率。
- 舟骨的缺血性坏死是由于其血供来源于桡动脉小分支的远端和掌侧浅动脉。近端舟骨血运完全依赖于远端血供，因此可能导致此后的缺血性坏死。

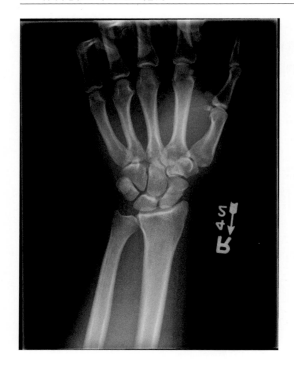

图 1.6　舟骨骨折:正位片上显示无移位的骨折。(经 Carl Germann 医师授权,允许使用。)

- 总的来说,近端、斜形、移位的舟骨骨折,更易损伤其血供。

临床表现

- 鼻烟窝压痛是最常见的典型表现,不过该项检查的敏感性还有待讨论。
- 很多医生认为对于舟骨外伤更好的检查方法是沿拇指纵轴的轴向压痛。
- 在查体时,检查者应对其他相关损伤保持警惕。
  * 常见的并发损伤包括桡骨远端、月骨、桡骨头的骨折。
  * 正中神经损伤可能并发于舟骨骨折。

诊断性检查

注意：尽管有合适的放射学影像，舟骨骨折可能表现得很隐匿而难以发现。在急性损伤中保守估计有 10%~20% 的这类骨折无法发现。

- 正位及侧位的腕部 X 线片。
- 对于临床高度怀疑的病例，医师需要进行腕部的舟骨位摄片。
  * 这会减少普通正位片上舟骨短缩，能显示舟骨全长。
  * 尽管有很好的放射学技术，但骨折仍可能无法发现。
- 磁共振成像和 CT 有更好的敏感性和特异性，但在急诊不作为常规检查，因为其不影响初步的制动处理，对临床怀疑舟骨骨折的患者应进行骨科随访。

治疗

- 减轻肢体的肿胀（抬高、冰敷）。
- 控制疼痛。
- 胱去衣物，摘掉手镯、珠宝等。
- 常规 X 线片怀疑或确诊舟骨骨折的患者，需要使用拇指筒型夹板。

注意：确诊或疑似的舟骨骨折患者需要应用拇指筒型夹板。

预后

- 舟骨骨折最常见的并发症是骨折不愈合，总的不愈合率为 8%~10%
- 不愈合率随着骨折位置的不同而不同。
  * 在近端 1/3 的骨折，不愈合率为 20%~30%。中间 1/3 的骨折不愈合率为 10%~20%。
  * 远端 1/3 的骨折不愈合相对少见。
- 除不愈合外，患者还有舟骨缺血性坏死的风险，在极近端骨折中约为 10%，在中间 1/3 约为 5%。

月骨骨折

要点

- 月骨骨折占所有腕部骨折的 3.9%。
- 除了在 Kienbock 病（即特发性月骨缺血性坏死）中，单独的月骨骨折很少见。
- 有 50% 的病例合并桡骨、腕骨、掌骨骨折。

临床表现

- 月骨骨折典型的受伤机制是手过伸位撑地。
- 月骨骨折患者表现为腕部背侧疼痛，月骨背侧压痛。
- 第 3 掌骨的轴向加压后疼痛加重。

诊断性检查

- 标准腕部 X 线片常常遗漏月骨骨折，因为月骨常常因周围骨质的重叠而显示不清。
- CT 是一种比平片更为敏感的检查月骨骨折的方法。

治疗

- 对这类骨折的早期诊断及处理对于预防缺血性骨坏死、腕部不稳定、骨折不愈合来说是很重要的。
- 对疑似或确诊月骨骨折的患者应予以拇指筒型夹板固定，手和拇指应保持中立位。
- 月骨骨折需要 1~2 周后于手外科专科随访。

预后

- 月骨骨折有缺血性坏死的风险包括：
  * 骨关节炎。
  * 慢性疼痛。

* 握力减弱。

三角骨骨折

要点

- 仅次于舟骨及月骨骨折的第三常见的腕部骨折。
- 摔伤可导致钩骨或者尺骨茎突与三角骨的撞击。

临床表现

- 常常由腕部的直接打击或手过伸位时摔伤导致。
- 表现为腕部远端背侧至尺骨茎突的局限性压痛。

诊断性检查

- 侧位腕部 X 线片可能显示三角骨骨折的背侧骨块。
- 旋前位的侧位 X 线片常常显示三角骨相对于其他腕骨的背侧移位。
- 三角骨体部骨折在前后位（图 1.7）及斜位 X 线片上显示最为清晰。

治疗

- 推荐腕部的短臂夹板制动,及时骨科随诊。
- 移位的骨折常常需要内固定。

预后

- 尺神经深支位于三角骨近端附近,若损伤可能导致运动障碍。
- 不愈合、畸形愈合。

豌豆骨骨折

要点

- 豌豆骨骨折比较少见,仅占所有腕部骨折的 1.3%。

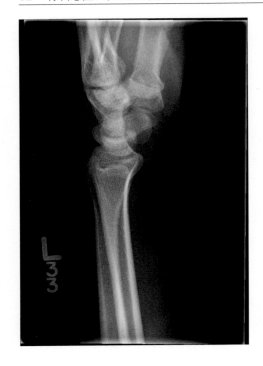

图 1.7 三角骨骨折：前后位 X 线片显示潜在的三角骨骨折。（经 Timothy Sweeney 医师授权，允许使用。）

- 豌豆骨骨折常常由直接打击或手背伸时摔伤导致。
- 豌豆骨在腕部被动极度屈曲或者搬重物时，由尺侧腕屈肌收缩导致撕脱骨折，这种情况很少见。

临床表现

- 豌豆骨骨折的患者常常表现为腕部尺侧疼痛，在腕部抗阻屈曲时加重。
- 体格检查表现为豌豆骨压痛。
- 由于豌豆骨形成的 Guyon 管的尺侧壁的骨折块压迫，因此豌豆骨骨折有时会导致走行于其中的尺神经麻痹。

诊断性检查

- 医师通过标准的 X 线片诊断豌豆骨骨折是困难的，因为邻近和重叠的骨对其有遮挡。
- 如果怀疑豌豆骨骨折,一些特殊投射位,如腕管位或者腕部旋后 30° 位,有助于显示豌豆骨。
- 如果仍怀疑豌豆骨骨折,即使平片正常,也推荐进行 CT 检查。

治疗

- 尺侧沟槽夹板制动 3~4 周。
- 如果存在尺神经麻痹症状,需要请手外科专家会诊,明确是否需要外科手术减压处理。

预后

- 大多数尺神经麻痹会在 8~12 周后缓解,仅需密切观察即可。
- 豌豆骨骨折一般预后良好。

腕骨脱位

要点

- 腕部过伸导致月骨及月骨周围脱位。
- 月骨周围脱位更常见,月骨脱位更严重。
- 月骨周围脱位及月骨脱位常常是由腕部高能量损伤所致,最常见的受伤机制是手过伸位撑地,其次是车祸。
- 腕骨脱位是由腕部过伸和尺侧偏移损伤导致的腕部韧带损伤引起的。
- Mayfield 关于这些损伤的病理机制的研究将腕骨脱位分为 4 期,即舟月关节分离、月骨周围脱位、进行性韧带损伤、进行性腕骨失稳。

注意:舟骨和月骨间距不应大于 2 mm。
- I 期损伤(舟月分离):
  * 正位 X 线片上特征性的舟月关节间隙增大,即 Terry Thomas 征(图 1.8)。

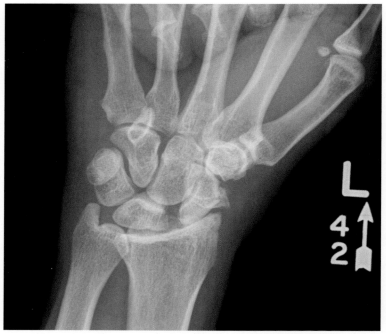

图 1.8　舟骨和月骨脱位：Terry Thomas 征。（经 Timothy Sweeney 医师授权，允许使用。）

* 正位 X 线片上舟月间距小于 2 mm 被认为是正常的。
* 舟月分离常常伴舟骨的旋转性半脱位，舟骨在远端骨皮质表现为重叠光圈，即"印戒征"。
* 标准 X 线片常常表现正常，所以当临床上怀疑舟月韧带损伤时，需要增加应力位 X 线片。
* 尺偏位、握拳时摄片（握拳正位片）会使舟月关节间隙增大。
* Ⅱ期损伤（月骨周围脱位）：
* 在腕关节侧位片上显示最清晰（图 1.9）。
* 尽管月骨相对于桡骨远端保持正常位置，但头状骨有脱位，常常向背侧移位。

* 前后位 X 线片常常显示远端和近端的腕骨排重叠,可能提示伴发的舟骨骨折或半脱位(图 1.10)。
* Ⅲ期损伤:
  * 有Ⅱ期损伤的表现,加上三角骨脱位,三角骨与月骨重叠,此表现在正位 X 线片上显示得最清晰。
  * Ⅲ期损伤常常合并三角骨的掌侧骨折。
* Ⅳ期损伤(月骨脱位):
  * 正位 X 线片上典型的月骨三角形表现(图 1.11)。
  * 这是由月骨旋转向掌侧移位导致的。
  * 月骨脱位的三角形表现跟正常时的四边形结构形成鲜明对比(图

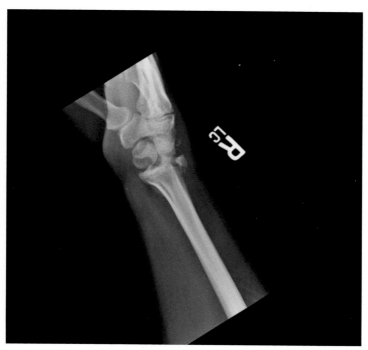

图 1.9　月骨周围脱位:侧位 X 线片上显示头状骨的背侧移位。(经 Timothy Sweeney 医师授权,允许使用。)

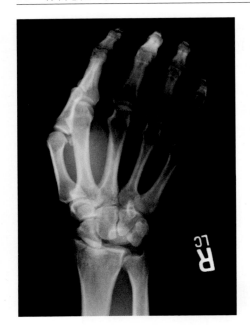

图 1.10　月骨周围脱位：后前位 X 线片显示远端和近端腕骨排重叠，这种情况常指"腕骨紊乱"。（经 Timothy　Sweeney 医师授权，允许使用。）

1.12）。

* 这种旋转在腕关节侧位片上也能显示，月骨向掌侧倾斜，仿佛"翻倒的茶杯"（"茶杯翻倒"征）（图 1.13）。
* 侧位片上，头状骨会在月骨后侧，甚至能向近端移动，与桡骨远端相连。

注意：在月骨脱位，侧位片上月骨会表现为"茶杯翻倒"征。

临床表现

* 腕骨脱位常常是高能量损伤的结果，例如，手伸直位时高处坠落或摩托车车祸。
* 损伤机制是腕部尺侧偏移和背屈。
* 患者常主诉腕部背侧或掌侧疼痛、肿胀，腕部活动受限。
* 体格检查可发现在 Lister 结节远端，特别是舟月韧带区域及腕部背

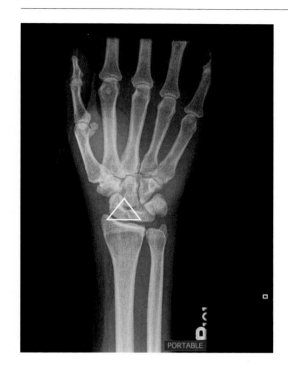

图 1.11　月骨脱位：月骨的旋转导致后前位上三角形表现。（经 Timothy Sweeney 医师授权，允许使用。）

侧压痛。

- 仅仅有压痛，常常难以鉴别腕部疼痛原因。腕部疼痛包括舟骨和月骨扭伤，舟骨骨折，三角纤维软骨复合体撕裂，或者其他病因。

诊断性检查

- 腕部正侧位 X 线片对于鉴别腕部脱位、腕骨不稳定很重要。
- 后前位 X 线片应在腕部中立位时拍摄。
- 正常的正位 X 线片上可见相对恒定的 2 mm 腕骨间距。间距增宽提示韧带损伤，或者 I 期损伤（舟月关节分离）。
- 在前后位 X 线片上，应该有 3 个弓（图 1.14）。
  * 第 1 弓包括桡腕部，应为光滑连续的。此弓的破坏提示月骨脱位。

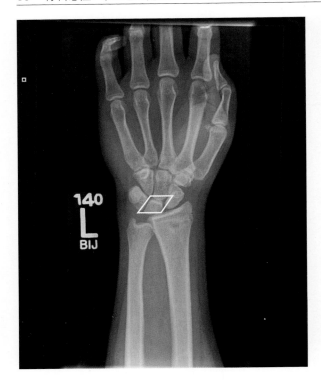

图 1.12　月骨脱位：正常月骨形态表现为四角形。（经 Carl Germann 医师授权，允许使用。）

* 第 2 弓包括中腕部，应为近似光滑连续的。此弓的破坏提示月骨周围脱位。
* 第 3 弓大致是远端腕部的近端关节面。上述 3 个弓的破坏提示腕骨脱位或骨折。
- 侧位片上，桡骨、月骨、头状骨应该排成一列（图 1.15）。
  * 月骨应该在桡骨杯里，头状骨应该在月骨杯里。
  * 正常序列的消失提示月骨或月骨周围脱位。
  * 桡偏或尺偏的腕部应力位片可能提示舟骨和月骨分离。

治疗

- 减轻远端肢体的肿胀（即抬高、冰敷）。

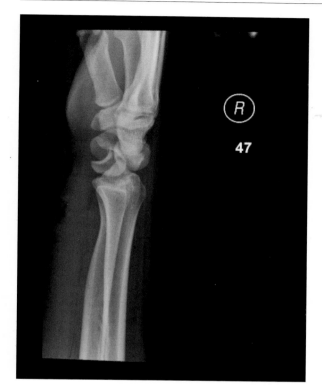

图 1.13　月骨脱位：月骨掌侧脱位（"茶杯翻倒"征）。（经 Carl Germann 医师授权，允许使用。）

- 止痛。
- 除去局部的衣物、夹板、石膏、饰物等。
- 腕骨脱位常常需要请手外科专家会诊，在急诊室进行复位和稳定。
- 开放性骨折和开放性脱位需要临时夹板固定，静脉输注抗生素，及时手术干预（等待手术时应禁食）。
- 可尝试进行闭合复位和长臂夹板制动，但成功率不高。月骨周围脱位较月骨脱位更易复位，因为后者韧带损伤范围更大。
- 如果脱位不能复位或者复位不稳定，则需要进行切开复位内固定手术。
- 很多医生认为，立即切开复位内固定是一种治疗选择，因为这些脱位

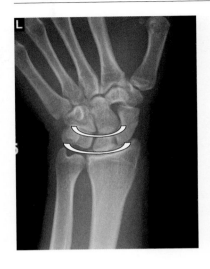

图 1.14　正常的前后弓:破坏提示腕骨骨折或脱位。(经 Carl Germann 医师授权,允许使用。)

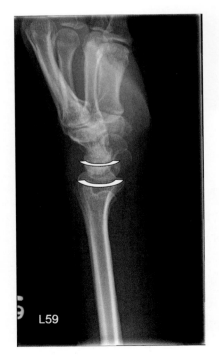

图 1.15　正常的侧弓:破坏提示月骨或月骨周围脱位。(经 Carl Germann 医师授权,允许使用。)

常常合并广泛的内在韧带损伤,闭合复位常常不稳定。

- 月骨或者月骨周围损伤合并正中神经症状的患者需要立即行切开复位、腕管松解和韧带重建手术。

预后

- 腕部脱位的并发症包括正中神经损伤导致的急性或者亚急性腕管综合征。
- 其他的并发症包括慢性的腕骨不稳定和继发的退行性关节炎,慢性疼痛,腕部活动受限。
- 舟骨和月骨严重坍塌畸形(SLAC 腕)是很多患者的终末期结局。

掌骨骨折和脱位

掌骨头骨折

要点

- 少见。
- 常常由直接撞击或挤压所致。
- 被认为是关节内骨折。

临床表现

- 直接的打击常常导致粉碎性骨折。
- 体格检查表现为掌指关节压痛和肿胀。
- 轴向压痛阳性。
- 撕裂伤提示开放性骨折或者搏击咬伤。

注意:任何合并撕裂伤、擦伤、掌指关节瘀血的损伤,都应该高度怀疑潜在的搏击咬伤。人咬伤导致的关节间隙感染进展较快,后果严重,应该大量冲洗,伤口敞开,二期再处理。几乎所有的浅表伤口都应该在急诊室予以预防性抗生素。对于那些来院较晚或者临床表现明显的感染患

者，应请手外科专家会诊，考虑伤口开放冲洗、清创手术，住院输注抗生素。

诊断性检查

- X 线片（图 1.16）。
- 侧位片上掌骨头常常因重叠而难以发现。
- 斜位或者"握球"位，常常对于诊断掌骨头骨折有帮助。
- 有时候需要 CT 检查。

治疗

- 减轻肢体肿胀（即抬高患肢、冰敷）。

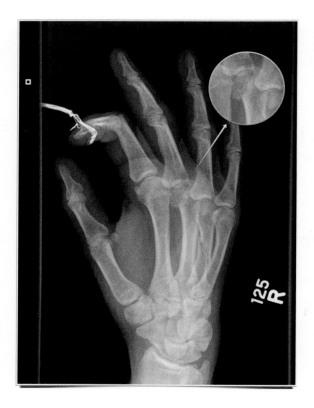

图 1.16　掌骨头骨折。（经 Carl Germann 医师授权，允许使用。）

- 止痛。
- 除去局部衣物、夹板、石膏、饰物等。
- 手置于"安全"或者功能位（腕部 20° 背伸、掌指关节 90° 屈曲）。
- 需要进行手外科手术（关节内骨折）。
- 掌指关节的撕裂伤或者背侧穿透伤属于污染的开放伤。
- 建议进行急诊会诊和开放冲洗。
- 应在急诊室内给予预防性抗生素，如青霉素、β-内酰胺酶抑制剂和氨基糖苷类抗生素。

预后

- 任何移位的关节内骨折的患者预后不佳。
- 掌骨头骨折常常合并远期并发症，包括：
  * 缺血性骨坏死。
  * 掌指关节的早期关节炎。
  * 愈合不良。
  * 肌肉和伸肌腱的纤维化。
  * 骨折不愈合。

掌骨颈骨折

要点

- 非常常见。
- 常常由直接打击（如握拳时拳击）导致。
  * 拳击手骨折：第 5 掌骨颈骨折。
- 因为肌肉力量，骨折常常成角和不稳定。

临床表现

- 由于骨间肌的作用，背侧成角常见。
- 体格检查表现为掌指关节疼痛、肿胀。

- 轴向压痛阳性。
- 撕裂伤提示开放性骨折或者搏击咬伤。

诊断性检查

- 手的 X 线片（图 1.17）。
- 侧位片上掌骨头重叠，常常难以发现骨折。
- 斜位或者"握球"位 X 线片，有助于鉴别掌骨颈骨折。
- 有时候需要 CT 检查。

治疗

- 减轻肢体水肿（即抬高患肢、冰敷）。

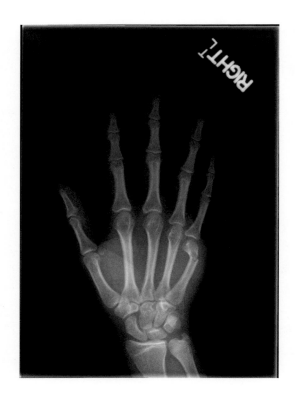

图 1.17　掌骨颈骨折。（经 Carl Germann 医师授权，允许使用。）

- 止痛。
- 除去局部衣物、夹板、石膏、饰物等。
- 从示指（第 2 指）到小指（第 5 指），掌骨的活动性逐渐减弱，因此第 2 掌骨骨折对复位后避免成角的要求更高。
- 如果大于以下角度，应行闭合复位。
  * 第 2、3 掌骨成角大于 15°。
  * 第 4 掌骨成角大于 35°。
  * 第 5 掌骨成角大于 45°。
- 旋转对线不良应进行复位。
- 可进行血肿内神经阻滞。
- 在掌指关节屈曲位进行轴向牵引，同时对掌骨干加压复位。
- 常常难以复位或复位难以保持。
- 如果闭合复位不成功，需要早期请手外科专家会诊。
- 应使用从肘部（但不包括）到近端指间关节的桡或尺槽夹板予以固定。掌指关节应固定在屈曲 90° 位。
- 手外科专科随诊。

注意：如果大于下列角度，掌骨颈骨折应进行闭合复位。
- 第 2、3 掌骨成角大于 15°。
- 第 4 掌骨成角大于 35°。
- 第 5 掌骨成角大于 45°。

预后

- 常可以获得良好的预后，没有或仅有很小的畸形。
- 严重的移位常预示不良预后。
- 掌骨颈骨折常合并严重的远期并发症，比如关节炎、慢性疼痛、愈合不良、不愈合及功能障碍。

掌骨干骨折

要点

- 近节指骨没有肌腱附着。
- 指浅屈肌肌腱和指伸肌肌腱止于中节指骨。

临床表现

- 直接打击常导致横行或粉碎性骨折。
- 扭伤常导致螺旋形或斜形骨折。
- 由于伸肌腱和骨间肌的作用，掌侧成角常见。

诊断性检查

- 手 X 线片（图 1.18）。
- 从 X 线片可以判断骨折对线，旋转移位可以从相对邻近手指的对称性上判断。
  - ∗ 正常情况下，手闭合时所有的手指是平行排列的，并指向舟骨。
  - ∗ 健侧手可以作为参照。

注意：手指的对线是基于临床判断的，而不是影像学表现。手闭合时所有的手指是平行排列的，并指向舟骨。任何旋转畸形都应该复位。

治疗

- 减轻肢体水肿（即抬高、冰敷）。
- 止痛。
- 除去局部衣物、夹板、石膏、饰物等。
- 如果有下列情况应闭合复位：
  - ∗ 第 2、3 掌骨的任何成角。
  - ∗ 第 4 掌骨成角大于 10°，第 5 掌骨成角大于 20°。
- 旋转移位需要复位。
- 应该使用桡骨或尺骨槽夹板从肘部（不含）到近端指间关节进行

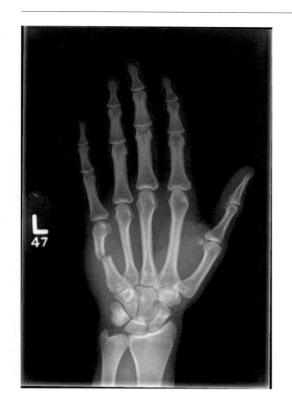

图 1.18　掌骨干骨折。（经 Carl Germann 医师授权,允许使用。）

制动。

- 转诊至手外科。

- 移位较重、粉碎性骨折、旋转畸形骨折、无法手法复位的横行骨折需要内固定治疗。

注意:若第 2、3 掌骨成角大于 10°,第 4、5 掌骨成角大于 20°,则应行闭合复位。

预后

- 预后较好,很少遗留畸形。

- 严重移位或骨折不愈合提示预后不好,可能发生远期并发症(如关节炎、慢性疼痛、功能障碍）。

掌骨基底骨折

要点

- 常由直接打击或轴向暴力所致。
- 大拇指的活动性在 20°~30° 成角时不用治疗。
- 一般是稳定的，除了以下 3 种情况：
  * Bennet 骨折（图 1.19）：大拇指基底的关节内骨折。当拇长展肌牵引第 1 掌骨远端半脱位时，小的骨折块仍保持与大多角骨的对线。
  * Rolando 骨折（图 1.20）：大拇指基底粉碎性关节内骨折。碎骨块常常是"Y"形或者"T"形的。

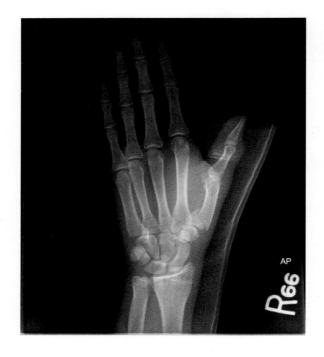

图 1.19 Bennet 骨折：掌骨近端骨折块保持与大多角骨的对线。（经 Timothy Sweeney 医师授权，允许使用。）

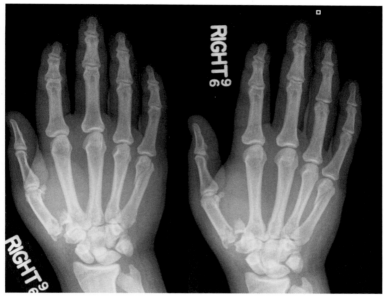

图 1.20　Rolando 骨折：第 1 掌骨基底的粉碎性关节内骨折。（经 Timothy Sweeney 医师授权，允许使用。）

* 反 Bennet 骨折：和 Bennet 骨折受伤机制相同，但指的是第 5 掌骨基底的骨折。此骨折类型常常不稳定，因为尺侧腕伸肌牵引远端掌骨骨块导致侧方移位。

临床表现

- 多由直接打击或轴向暴力所致。
  * Bennett 骨折、反 Bennett 骨折和 Rolando 骨折一般是由轴向暴力作用于屈曲、内收的手指所致。
- 掌骨基底压痛，可能有旋转畸形。
- 环指、小指骨折可能导致尺神经损伤和麻痹。

诊断性检查

- 受伤手的 X 线片（图 1.21）。
- 骨骼的对线可以从 X 线片上评估，旋转对线可以通过检查受伤手指相对邻近手指的对称性进行判断。

治疗

- 减轻肢体水肿（即抬高、冰敷）。
- 止痛。
- 除去局部衣物、夹板、石膏、饰物等。
- 手指骨折应该使用厚敷料加压包扎或者掌侧夹板固定，转诊至手外科。
- 第 1 掌骨骨折，成角为 20~30°，需要闭合复位。所有第 1 掌骨骨折需要用人字形夹板固定。不稳定的骨折需要切开复位内固定。
  - * Bennett 骨折和 Rolando 骨折需要拇指人字形夹板固定，尽早转诊至手外科行手术复位。

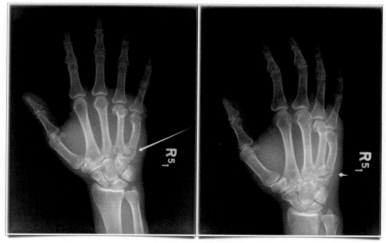

图 1.21   掌骨基底骨折。（经 Carl Germann 医师授权，允许使用。）

- 反 Bennett 骨折需要尺侧槽夹板和及时转诊至手外科行手术处理。

预后

- 预后常常较好，很少遗留畸形。
- 慢性腕掌关节疼痛和僵硬可能导致关节内骨折移位或者粉碎性关节内骨折。

腕掌关节脱位

要点

- 腕掌关节由强韧的背侧、掌侧和骨间韧带支撑。
- 腕掌关节脱位较少见，因此常出现漏诊。
- 腕掌关节脱位多由高能量外伤（如摩托车车祸、高处坠落、撞伤、握拳伤）所致。

临床表现

- 手背部瘀斑、肿胀和疼痛。
- 受累的腕掌关节压痛。

诊断性检查

- 手腕部的 X 线片（图 1.22）。
- 由于重叠原因，骨折线和脱位在后前位 X 线片上显示不清楚。
- 腕掌关节脱位在侧位片上显示得更清楚。

治疗

- 减轻肢体水肿（即抬高、冰敷）。
- 止痛。
- 除去局部衣物、夹板、石膏、饰物等。
- 复位前应行区域麻醉。考虑行桡神经、正中神经和尺神经阻滞。
- 通过牵引、屈曲手部并向掌骨基底施加纵向压力进行复位。

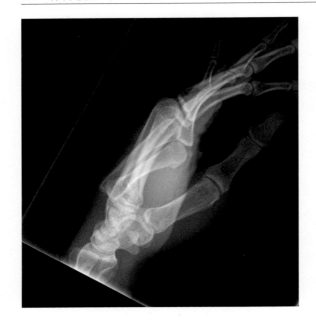

图 1.22　腕掌关节脱位：在侧位片上看，掌骨背侧移位更常见。（经 Carl Germann 医师授权，允许使用。）

- 即使闭合复位成功，也需要及时转诊至手外科，进行钢针固定。
- 不稳定的关节或者无法复位的脱位应用掌侧及背侧的夹板制动，立即转诊至手外科。

预后

- 创伤性关节炎、僵硬、疼痛、松弛可能会持续存在。
- 如果存在对线欠佳，可能发生慢性脱位。

指骨骨折和脱位

近节和中节指骨骨折

要点

- 分为关节外骨折和关节内骨折。
- 近节指骨无肌腱附着。
- 指浅屈肌和指伸肌腱附着于中节指骨。
- 由于屈肌腱作用,常发生旋转移位。

临床表现

- 直接打击可导致横行或粉碎性骨折。
- 扭伤常导致螺旋形或斜行骨折。
- 由于伸肌腱和骨间肌的作用,掌侧成角常见。

诊断性检查

- 手部 X 线片。
- 骨的对线可通过影像学评估,旋转对线通过检查损伤手指与相对邻指的对称性来判断。

治疗

- 减轻肢体水肿(即抬高、冰敷)。
- 止痛。
- 除去局部衣物、夹板、石膏、饰物等。
- 大约 75% 的骨折是稳定的、无移位的。稳定骨折不需要复位,可用桡侧或尺侧槽夹板,或相邻固定带固定。这提供了受损手指的固定,且允许未受累手指指间关节活动。
- 移位的骨折易于在急诊室复位,用外固定夹板易于保持复位。
- 急诊室内不能复位的不稳定骨折需要内固定治疗。

预后

- 指骨骨折最常见的并发症是骨折愈合不良。

远节指骨骨折

要点

- 远节指骨骨折是最常见的手部骨折。
- 它分为关节外或关节内骨折。
- 远节指骨骨折常是粉碎性的，伴软组织损伤，以及指甲、甲床损伤。
- 常发生相关的肌腱损伤。
  * 指深屈肌肌腱止于手指掌侧。
  * 指伸肌肌腱止于手指背侧。
  * 拇长屈肌肌腱止于拇指远节指骨的掌侧基底部。
  * 拇长伸肌肌腱止于拇指远节指骨的背侧基底部。

临床表现

- 骨折多由挤压伤所致。
- 远节指骨压痛、肿胀。
- 活动度下降提示可能存在肌腱撕脱。

诊断性检查

- 手指影像学检查。

治疗

- 减轻肢体水肿（即抬高、冰敷）。
- 止痛。
- 除去局部衣物、夹板、石膏、饰物等。
- 为了舒适和保护手指，推荐短掌侧手指夹板（约 3 天）。
- 制动时不应包括近端指间关节。

预后

- 并发症发生率较低。
- 并发症包括手指远端麻木、感觉过敏、冷敏感。
- 甲床损伤可能导致异常指甲生长。

手指脱位（掌指关节、近端指间关节和远端指间关节）

掌指关节脱位

要点

- 掌指关节由两侧的韧带和掌侧纤维软骨盘固定。
- 脱位常为背侧移位。
- 脱位由过伸暴力损伤近端掌侧纤维软骨盘所致。
- 最常见受累的手指是中指，其次是小指。

临床表现

- 受累关节瘀斑、肿胀、疼痛。
- 远节指骨压痛、肿胀。
- 活动度下降提示可能存在肌腱撕脱。

诊断性检查

- 受累手的影像学检查。
- 侧位片上脱位常很明显。
- 正位片显示关节间隙增宽，可能在关节腔内发现籽骨。

治疗

- 减轻肢体水肿（即抬高、冰敷）。
- 止痛。
- 除去局部衣物、夹板、石膏、饰物等。

- 复位时，屈曲腕部，在掌侧方向对近节指骨背侧施加压力。
- 掌指关节复位后应用拇指人字形夹板或背侧夹板固定于屈曲位（0°~15°），防止掌指关节过伸超过 0°。
- 所有的脱位应该转诊至手外科。

预后

- 并发症包括复位时掌板卡压。在这种情况下，闭合复位很困难，常需要手术修补。
- 顺利复位者预后较好，如果复位不顺利，需要转诊至手外科。

近端指间关节脱位

注意：近端指间关节脱位是最常见的手部韧带损伤，比掌指关节和远端指间关节脱位更常见。

要点

- 近端指间关节是由两侧副韧带和掌侧纤维软骨盘稳定的。
- 脱位可以向背侧、外侧或掌侧移位。
- 脱位常常来自过伸位和轴向暴力。

临床表现

- 受累近端指间关节瘀斑、肿胀、疼痛。
- 受累关节不能伸直，可能有压痛和畸形。

诊断性检查

- 受累手指影像学检查。
- 侧位片上脱位常很明显。
- X 线片上可见小的撕脱骨折，伴有韧带止点损伤。

注意：累及关节面达 33% 或更多的撕脱骨折常是不稳定的，需要手术修补。

治疗

- 减轻肢体水肿（即抬高、冰敷）。
- 止痛。
- 除去局部衣物、夹板、石膏、饰物等。
- 复位前可使用指神经阻滞麻醉。
- 复位时使用纵向的、轻微过伸位牵引，之后对中节指骨近端施加背侧压力。
- 如果在主动活动时关节保持稳定，则患指应使用背侧夹板固定于屈曲 20°~30° 位置，时间为 3 周。
- 不稳定的关节或难复位的脱位应该予以夹板固定，转诊至手外科。

预后

- 尽管存在数周至数月的持续僵硬、疼痛、肿胀，预后还是较好的。
- 除手指过伸外，很少发生再脱位。

远端指间关节脱位

要点

- 远端指间关节结构类似于近端指间关节，但是，其有屈肌肌腱和伸肌肌腱止点，增加了关节的稳定性。
- 脱位常常向背侧移位，合并开放性伤口。
- 脱位常由于过伸位和轴向暴力。

临床表现

- 受累关节瘀斑、肿胀、疼痛。
- 受累关节不能伸直，可能有压痛和畸形。

诊断性检查

- 受累手指影像学检查。

- 侧位片脱位常很明显。
- X线片上可见小的撕脱骨折，伴有韧带止点损伤。

治疗

- 减轻肢体水肿（即抬高、冰敷）。
- 止痛。
- 除去任何限制性敷料、夹板、石膏、饰物等。
- 复位前可使用指神经阻滞麻醉。
- 复位时使用纵向、轻微过伸位牵引，之后对远节指骨近端施加背侧压力。
- 如果主动活动时关节仍保持稳定，患指应使用背侧夹板固定于轻微屈曲位3周。
- 不稳定的关节或难复位的脱位应该予以夹板固定，并转诊至手外科。
- 开放性脱位应该充分灌洗、缝合，转诊至手外科。推荐预防性使用抗生素。

预后

- 尽管存在数周至数月的持续僵硬、疼痛、肿胀，预后还是较好的。
- 除手指过伸外，否则很少发生再脱位。

甲床损伤

甲下血肿

要点

- 由挤压伤或钝性外伤所致。

临床表现

- 疼痛和甲下积血。潜在的远节指骨不稳定／骨折。

诊断性检查

- 如果指间不稳定或者受伤机制提示可能存在远节指骨骨折,则应对受累手指行 X 线检查。

治疗

- 小的血肿不需要引流。
- 大的血肿疼痛,应用加热的曲别针或者微型烧灼器钻孔引流。
- 麻醉不是必需的,因为疼痛会随着减压缓解。
- 如果存在骨折,手指需要夹板固定。
- 研究认为不论血肿大小,指甲钻孔引流的结果与普通的甲床修复相似。

注意:钻孔引流常无须麻醉。甲板是无痛觉的,积血会使甲板抬高,与甲床分离,因此不会接触引起疼痛的甲床。

预后

- 预后一般较好。

甲板撕裂 / 甲床撕裂伤

要点

- 常由挤压伤或者钝性外伤所致。

临床表现

- 甲下疼痛和积血。
- 潜在的远节指骨不稳定。
- 指甲损伤,可能存在部分撕裂。

诊断性检查

- 如果指尖不稳定或者受伤机制提示远节指骨骨折,患指的摄片检查是需要的。

治疗

- 简单撕裂伤应用 5-0 或者 6-0 可吸收线缝合。
- 在甲板重新插入甲襞后，需要在甲板上钻孔引流。
- 甲板应该通过钻孔缝合或粘在恰当的位置。
- 如果原始的甲板移位或不稳定，应该在甲襞下放置一个可调节或者非黏附性指甲形状的纱布。
- 在甲襞下放置上述物体时可以帮助预防粘连，促进指甲再生。

预后

- 早期修复者预后较好。
- 指甲完全生长需要 70~160 天。
- 需要向患者告知其存在指甲畸形和指甲完全缺失的风险。

肌腱、韧带、血管和神经损伤

肌腱损伤

注意：血管和神经常距离屈肌肌腱很近。其中一处受损均需要对另外两处进行检查。

Jersey 指

要点

- 此损伤是由远节指间关节屈曲所致的指深屈肌腱破坏。
- Jersey 指常见于对抗性运动中。当手指主动屈曲时被动伸直，易出现此类损伤。
- 超过 75% 的 Jersey 指损伤为环指。
- 可能合并撕脱骨折。

临床表现

- 受累远端指间关节疼痛、肿胀、压痛。
- 如果手指伸直,屈肌肌腱的损伤可能不明显。
- 异常位置或者屈曲时,受累手指和健侧相比是不对称的,提示屈肌肌腱损伤。
- 应分别检查指深屈肌肌腱和指浅屈肌肌腱的功能。
- 肌腱部分损伤可能表现隐匿。这些损伤可能表现为患指抗阻收缩时疼痛和功能障碍。
- 完全肌腱损伤表现为检查者握住近端指间关节伸直位时,患者不能屈曲远节指骨。

注意:指深屈肌肌腱功能通过检查患者主动屈曲远节指间关节的活动来判定。指浅屈肌肌腱功能通过让患者保持手指伸直时屈曲近端指间关节来判定。

诊断性检查

- 诊断基于体格检查。
- 进行患指的影像学检查以评估撕脱骨折。

治疗

- 减轻肢体水肿(即抬高、冰敷)。
- 止痛。
- 除去任何限制性敷料、夹板、石膏、饰物等。
- 指深屈肌肌腱损伤推荐急诊或择期手术修补。
- 应使用掌侧或者背侧的夹板固定腕掌关节于大约屈曲 70°,近端及远端指间关节轻微屈曲。这可防止肌腱进一步损伤和收缩。

预后

- 预后与早期手术修补相关。
- 经过手术修补的患者预后较好。
- 术后并发症包括粘连、扳机指、表皮样囊肿形成。

Mallet 指

要点

- 远端伸指肌腱的闭合损伤导致屈曲畸形（图 1.23）。
- 常见于中指、环指、小指。
- 伸指肌腱损伤常由于物体（比如球类）撞击手指尖的时候，伸直的手指突然被动屈曲。
- 常伴发撕脱性骨折。

临床表现

- 远节指间关节，特别是背侧的疼痛、肿胀、压痛。
- 远节指骨由于无对抗指深屈肌肌腱的能力而呈屈曲状。
- 不能主动伸直关节。

诊断性检查

- 诊断基于体格检查。

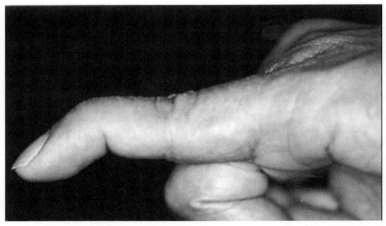

图 1.23　Mallet 指：伸指肌腱的损伤导致屈曲畸形，因为无力对抗指深屈肌肌腱。（经 Timothy Sweeney 医师授权，允许使用。）

- 推荐进行患指的影像学检查,评估有无撕脱性骨折(图 1.24)。

治疗

- 减轻肢体水肿(即抬高、冰敷)。

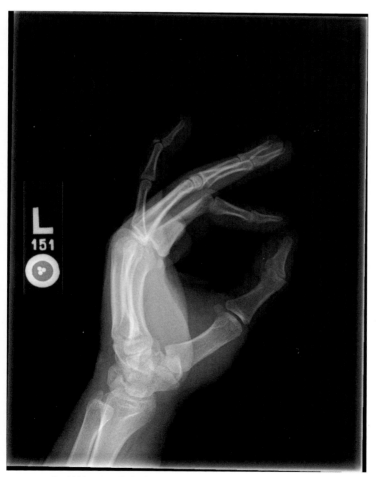

图 1.24　撕脱性骨折:常常伴发于 Mallet 指。(经 Timothy Sweeney 医师授权,允许使用。)

- 止痛。
- 除去任何限制性敷料、夹板、石膏、饰物等。
- 治疗目的是使远端指间关节伸直。
- 应使用掌侧和背侧夹板固定 6~8 周,使远端指间关节轻度过伸。如果 6~8 周后关节仍然屈曲,需要重新制订治疗计划。
- 近端指间关节和掌指关节应该保持自由活动。

预后

- 夹板固定后,80% 的患者预后较好。
- 并发症包括慢性疼痛、背侧畸形、天鹅颈畸形。
  - * 天鹅颈畸形发生在外侧束向外侧、背侧脱位时,导致近端指间关节伸直力量增加。

钮孔状畸形

要点

- 中节指骨背侧中央束止点处破坏。
- 近端止点向近侧移动,伸指肌腱外侧束牵拉使得间隙加大。
- 这使得伸指装置的力越过近端指间关节,使其屈曲,且使远节指间关节过伸。

临床表现

- 最常见的机制是近端指间关节过伸位时被动屈曲,如篮球运动员接球时。
- 患者表现为近端指间关节屈曲,远端指间关节和腕掌关节过伸(图 1.25)。
- 在这些患者中,近端指间关节可以被动完全过伸,但不能主动过伸。
- 体格检查时,压痛最剧烈的位置可以提示正确的诊断。患者常在一侧或双侧有压痛。

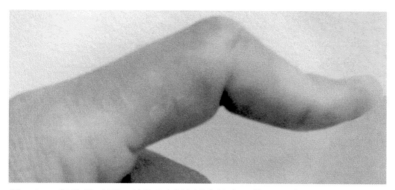

图 1.25 钮孔状畸形。伸指肌腱外侧束的力量使得近端指间关节屈曲、远端指间关节和腕掌关节过伸。(经 Timothy Sweeney 医师授权,允许使用。)

- 压痛最显著的位置是近端指间关节背侧中央束。此部位通常会有瘀斑。

诊断性检查

- 体格检查能做出中央束损伤的诊断,但是不能区分部分断裂或完全断裂。
- 最佳的方法是将所有的中央束损伤当作完全损伤来处理。
- 影像学检查能显示中节指骨掌侧基底的撕脱骨折。

治疗

- 减轻肢体水肿(即抬高、冰敷)。
- 止痛。
- 除去任何限制性敷料、夹板、石膏、饰物等。
- 近端指间关节应该用夹板固定于伸直位,并使远端指间关节和腕掌关节自由活动。
- 应指导患者持续活动远端指间关节,避免伸直位挛缩。
- 应该立即转诊至手外科。
- 钮孔状损伤伴有移位的撕脱性骨折应该行手术治疗。

预后

- 保持最大的活动度和最大限度减轻畸形的关键是尽早诊断,尽早治疗。

韧带损伤

注意:韧带损伤分为Ⅰ、Ⅱ、Ⅲ型。Ⅰ型为少量的韧带撕裂,伴有疼痛,功能完全正常。Ⅱ型为部分韧带撕裂,丢失部分功能。Ⅲ型为完全的韧带撕裂,伴有不稳定和功能完全丧失。

尺侧副韧带损伤

要点

- 尺侧副韧带损伤也被称为滑雪者拇指,它是滑雪中最常见的上肢损伤,当摔倒的时候,拇指被滑雪杖撑着而过伸位受损。
- 发病率是桡侧副韧带损伤的 10 倍。

临床表现

- 受伤机制是外展的拇指处于过伸位,损伤尺侧副韧带,常伴有撕脱性骨折。
- 体格检查表现为尺侧副韧带处压痛,拇指腕掌关节松弛,不能主动对掌(图 1.26)。
- 大多数尺侧副韧带损伤发生于远端止点。
- 体格检查常能够区分完全或部分损伤。
- 如果损伤的关节相对健侧出现 40° 桡侧成角或 15° 松弛,则认为是完全性韧带损伤。

诊断性检查

- 应行影像学检查以评估有无撕脱性骨折(图 1.27)。
- 临床检查常能够做出诊断,但是,此损伤常被误诊为简单扭伤。

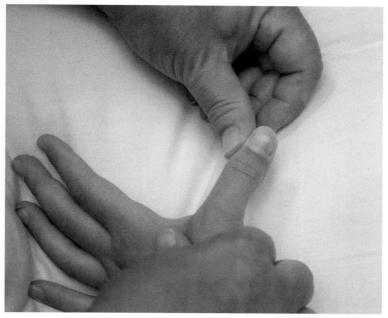

图 1.26　尺侧副韧带应力试验：外翻应力显示拇指松弛，提示尺侧副韧带损伤。
（经 Timothy Sweeney 医师授权，允许使用。）

治疗

- 减轻肢体水肿（即抬高、冰敷）。
- 止痛。
- 应使用拇指筒型夹板固定，非甾体抗炎药，转诊至手外科。韧带完全断裂需要手术修补。

预后

- 3 周内修复常预后较好。
- 长期并发症包括慢性疼痛、不稳定、捏物力量下降。
- 并发症包括慢性疼痛、僵硬、感觉丧失、冷过敏、不愈合、坏死。

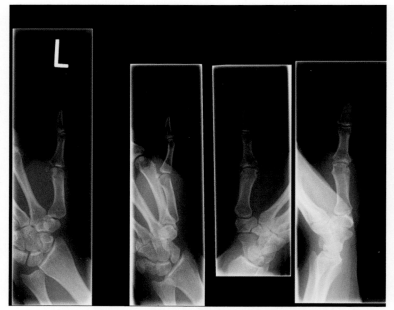

图 1.27   尺侧副韧带撕脱骨折:显示近节指骨基底的骨折。(经 Timothy Sweney 医师授权,允许使用。)

血管损伤

要点

- 手部具有双重血供,因此单一血管损伤很少导致缺血。
- 因为指神经常常在指动脉更浅表处,所以动脉的损伤需要考虑神经损伤的可能。
- 手部的撕裂和截断很少导致威胁生命的出血。

临床表现

- 搏动性出血提示动脉损伤。

- 可通过检查桡动脉和尺动脉的搏动,评估毛细血管再灌注,观察有无发绀或苍白来判断循环状态。
- 缺血性疼痛是最常见的血供不足的表现。
- 可能表现为肿胀、变色和压痛。

诊断性检查

- 完整的病史采集和仔细的查体能够诊断大多数血管损伤。
- 通过桡侧和尺侧脉搏的触诊,以及毛细血管再充盈来常规检查循环功能。
- 多普勒超声也可以用于评估桡动脉和尺动脉搏动。

治疗

- 减轻肢体水肿(即抬高、冰敷)。
- 止痛。
- 除去任何限制性敷料、夹板、石膏、饰物等。
- 通常可以通过直接压迫和抬高患肢来进行止血。
- 必要时,可以将血压计的袖带充气至高于患者收缩压 30mmHg(约为 4.0 kPa)以上来止血。
- 如果有缺血症状或神经损伤症状,则需要手术治疗。
- 桡动脉、尺动脉、掌动脉弓损伤常需要手术探查和修复。

预后

- 即使手部、腕部的大血管完全横断,也会通过血管回缩、收缩及形成血凝块来止血。
- 血管损伤的预后通常较好,但也依赖于早期积极诊断和治疗。

神经损伤

要点

- 神经损伤可能来自直接打击、撕裂、挤压或离断。

- 神经损伤分为 3 类。
  * 神经传导功能障碍：轴突和神经内膜管未受损伤。有功能的丧失，常常在数天内恢复。
  * 轴索中断：神经内膜管未受损伤，但轴突断裂。丧失的功能可能随着近端轴突的再生而慢慢恢复。
  * 神经断伤：完全的神经结构的破坏。除非离断的神经末梢再次接近，否则不能再生。

临床表现

- 体格检查显示运动和感觉功能的缺失。
- 损伤通常涉及一根指神经。
- 手部的严重外伤需要检查指神经的感觉功能。
  * 指神经分为掌侧和背侧支来支配手指的感觉功能。
- 对于前臂或者腕部的损伤，需要检查桡神经、正中神经、尺神经的功能。
  * 正中神经和尺神经在手部有支配的运动和感觉区域，而桡神经在手部仅有感觉支配区域（图 1.28 和图 1.29）。
    - 正中神经（C5 至 T1）支配拇短展肌、拇短屈肌浅头和拇对掌肌的运动功能。
    - 尺神经支配小鱼际肌、尺侧蚓状肌、骨间肌、拇内收肌、拇长屈肌深头的运动功能。

注意：可以让患者抵抗屈曲拇指远节以检查正中神经功能。可以让患者抗阻各手指外展来检查尺神经功能。可以让患者背伸腕关节来检查桡神经功能。

诊断性检查

- 诊断基于病史和查体。
- 如果功能不能在数周内恢复，可通过肌电图和神经传导功能的检查来鉴别是神经断伤还是轴索中断，从而决定是否需要手术。

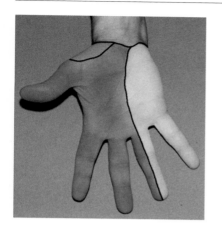

图 1.28 手部神经分布:掌侧观。(经 Douglas Dillon 医师授权,允许使用。)

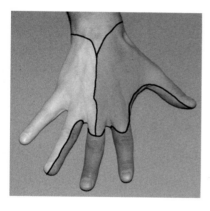

图 1.29 手部神经分布: 背侧观。(经 Douglas Dillon 医师授权,允许使用。)

治疗

- 止痛。
- 撕裂神经损伤需要手外科专科医师手术治疗。
- 总的来说,正中神经和尺神经的运动支和位于远端指间关节近端的指神经的损伤需要考虑修复。
- 闭合损伤且无骨筋膜室综合征证据的患者应被转诊至手外科专科医师处。

• 所有怀疑神经损伤的手指都应用夹板固定在功能位。

预后

• 并发症包括长期的运动和感觉的丧失、萎缩、交感神经营养不良。
• 总的来说，感觉功能较运动功能更易恢复，尽管功能的恢复常常是部分的。

截肢

要点

• 截肢可能是完全的或部分的。
• 指尖截肢是最常见的上肢截肢。
• 最常发生在远端指间关节。
• 远端指间关节近端的截肢应考虑再植。

临床表现

• 外伤性截肢通常来自挤压伤或者切纸机损伤。

诊断性检查

• 临床检查可以提供诊断。
• 应该进行详细的神经、血管、肌腱功能的检查。
• 应行影像学检查明确有无伴发骨折。

注意：再植的适应证和禁忌证。
• 适应证：
  * 多手指截肢。
  * 拇指截肢。
  * 腕部和前臂截肢。
  * 单个手指的近侧指间关节和远侧指间关节之间截肢（指浅屈肌肌腱止点远端）。
  * 所有儿童的截肢。

- 禁忌证：
  - ＊ 伴有其他威胁生命的损伤的病情不稳定患者的截肢。
  - ＊ 多层次截肢。
  - ＊ 自残造成的截肢。
  - ＊ 指浅屈肌肌腱止点近端的截肢。
  - ＊ 潜在的严重损伤。
  - ＊ 年龄过大或过小。

治疗

- 止痛（指神经阻滞）。
- 控制出血。
- 指尖截肢的处理尚存争议，应采取个体化治疗。
- 远端指间关节以远的大多数截肢应先处理局部伤口，伤口在二期治疗时愈合。
- 如果骨外露，应用咬骨钳修剪至皮下。
- 需仔细地进行伤口清创和灌洗。
- 应使用无黏性的敷料。
- 推荐静脉注射广谱抗生素，之后采用口服药物。
- 挤压伤或者伴有严重软组织或骨缺损的患者需要手外科专科医师手术修复。
- 是否进行再植应取决于仔细地检查血管和神经、损伤水平、年龄、健康状态等。
- 如果决定再植，对截肢部分应该做以下处理：
  - ＊ 评估组织损伤的程度。
  - ＊ 用生理盐水冲洗，避免局部应用消毒液。
  - ＊ 用生理盐水湿润的无菌敷料覆盖。
  - ＊ 放置于干的塑料包中，并将包放在冰水中。
- 应注意有无破伤风发作。

预后

- 温暖天气下肢体可耐受缺血 6~8 小时,寒冷天气下可延长至 12~24 小时。

推荐阅读和参考文献

Germann CA, Perron AD. Risk management and avoiding legal pitfalls in the emergency treatment of high-risk orthopedic injuries. *Emerg Med Clin N Am*. 2010;28:969-96.

Jaworski CA, Krause M, Brown J. Rehabilitation of the wrist and hand following sports injury. *Clin Sports Med*. 2010;29(1):61-80.

Perron AD, Brady WJ. Evaluation and management of high-risk orthopedic emergencies. *Emerg Med Clin N Am*. 2003;21:159.

Perron AD, Brady WJ, Keats TE, et al. Orthopedic pitfalls in the ED: Scaphoid fracture. *Am J Emerg Med*. 2001;19:310-16.

Perron AD, Brady WJ, Keats TE, et al. Orthopedic pitfalls in the ED: Lunate and perilunate injuries. *Am J Emerg Med*. 2001;19:157-62.

Sauder DJ, Athwal GS, Faber KJ, Roth JH. Perilunate injuries. *Ortho Clin North Am*. 2007;38:279.

Sherman GM, Seitz WH. Fractures and dislocations of the wrist. *Curr Opinion Orthop*. 1999;10:237.

第 2 章

肩部和肘部急症

Sanjeev Malik，Molly Weiner，George Chiampas

肩关节脱位

要点

- 肩关节前脱位在临床上最为常见。
- 可能很难识别肩关节后脱位。
- 肩关节是人体最容易脱位的关节。
- 95% 的肩关节脱位是前脱位。
- 未满 30 岁的患者有很高的复发风险。

临床表现

- 肩关节是人体最容易脱位的关节。
- 95% 的肩关节脱位是前脱位。
  - * 患者有方肩畸形表现。
  - * 患肢轻度外展。
- 后脱位仅靠外观难以发现。
  - * 患者常使患肢内收于一侧。
  - * 癫痫发作与后脱位有典型的关系。
- 患肢全面的神经血管检查对于排除神经血管损伤是必要的。
  - * 腋神经最容易受损。

注意:对于年龄大于 40 岁的患者,应当检查是否患有肩袖损伤,它可以发生于 1/3 以上的肩关节脱位患者。

诊断性检查

- 肩关节平片是可供选择的检查方法。
  * 应拍前后位（图 2.1A）和侧位片（腋侧位或肩胛骨 Y 位）（图 2.1B）。

注意：未能获得侧位片可能会导致遗漏多达 50% 的肩关节后脱位病例。

治疗

- 急诊室治疗。
  * 给予充分镇痛。
    − 程序化镇静已在历史上成为关节复位的主流。
    − 复位时在关节腔内注射麻醉药是一种可接受的方法。
  * 肩关节复位。
    − 有许多种复位方法。
    − 应熟悉更多的方法，因为没有一种方法有百分之百的成功率。
  * 复位前和复位后进行神经血管检查。
  * 将患肢置于标准吊带或肩关节制动装置。
    − 外旋吊带可以更好地提供解剖学定位，但在许多急诊科并不常见。
    − 外旋吊带已被证实能减少初次脱位的复发率。
  * 7~10 日内转诊至骨科医师。

注意：复位前关节腔内注射麻醉药是安全的，并有相近的成功率、相似的患者舒适度、更短的急诊停留时间和更低的并发症发生率。

预后

- 大多数患者几周后可恢复伤前的功能水平。
  * 未满 30 岁的患者有很高的复发风险，可能会从手术固定中获益。
  * 40 岁以上的患者如果已有肩袖损伤，可能会有更高的复发率。

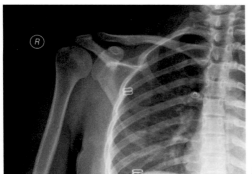

图 2.1　一例肩关节后脱位的 X 线片。（A）肩关节前后位影像显示未见明显脱位。（B）同一患者的肩关节侧位影像（肩胛 Y 位）显示肱骨头向后方脱位。（经西北大学费因伯格医学院急诊科授权使用。）

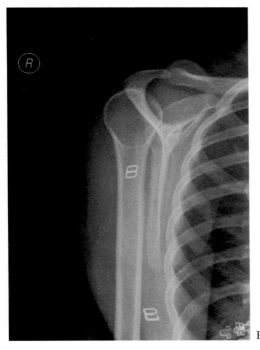

操作

- 关节腔内注射利多卡因（图 2.2）。
  - * 所需物品包括：
    - − 1 个 3 mL 注射器。
    - − 1 个 20 mL 注射器。
    - − 2 个 18 号针头。
    - − 1 个 27 号针头。
    - − 1 个 20 号 3.5 英寸（1 英寸 ≈2.54 cm）腰椎穿刺针。
    - − 氯己定或吡咯烷酮洗手液。
    - − 4 英寸 ×4 英寸的纱布垫。
    - − 无菌手套。

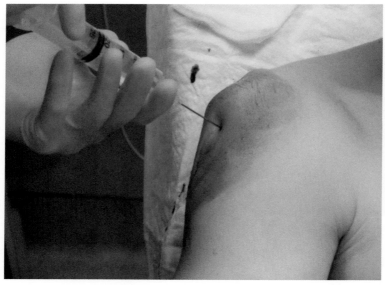

图 2.2 关节腔内注射利多卡因。消毒准备完成后，针头在肩峰外侧缘下方垂直刺入肩部，直到进入肩关节内。（经西北大学费因伯格医学院急诊科授权使用。）

　　　　－ 30 mL 瓶内加入 1% 利多卡因注射液。
- 技术。
　　* 摆位。
　　　　－ 患者取端坐位,患肢外展于一侧。
　　* 准备。
　　　　－ 用吡咯烷酮或氯己定溶液消毒肩部外侧皮肤。
　　　　－ 戴无菌手套,根据标准无菌技术实施操作。
　　　　－ 抽取 1 mL 1% 的利多卡因于 3 mL 注射器内并接 27 号针头;放置于一旁用于局部皮肤麻醉。
　　　　－ 抽取 15 mL 1% 的利多卡因于 20 mL 注射器内并接 20 号腰椎穿刺针。
　　　　－ 辨认肩峰外侧(通过方肩畸形辨认)。
　　　　－ 在肩峰下方 1 cm 处做无菌标记。
　　* 操作。
　　　　－ 在标记处用装有利多卡因的 3 mL 注射器打一个小皮丘。
　　　　－ 保持负压,将连接腰椎穿刺针的 20 mL 注射器垂直于皮肤插入肩部外侧。
　　　　－ 持续进针至肩关节内。
　　　　　　⊙ 可能有明显关节腔出血。
　　　　　　⊙ 能够感受到关节间隙的阻力变化。
　　　　　　⊙ 将 15 mL 1% 的利多卡因注入关节腔内。
　　　　　　⊙ 拔除穿刺针并覆盖无菌敷料。
　　　　　　⊙ 停留 15 分钟等待麻醉起效。
- 盂肱关节复位。
　　* 各种不同技术均有非常高的成功率(表 2.1)。

表 2.1　常见的盂肱关节复位方法比较

方法	操作者人数	体位	描述	缺点	成功率
改良 Hippocratic 法（牵引-对抗牵引）	2	仰卧位	一名操作者提供纵向牵引力并使上肢外展；另一名操作者提供对抗牵引力（通常用床单覆盖在胸部周围和腋下）	需要很大力量	86%
Kocher 法	1	坐位	初始体位：上肢内收屈肘。轻轻地进一步内收上肢并外旋肘关节。当感受到阻力时，上肢前屈上举然后内旋	较高的骨折发生率	72%~100%
Milch 法	1	仰卧位	初始体位：上肢充分外展过头并伸肘。施加纵向牵引力并外旋上肢	无	70%~90%
肩胛骨复位法	2	俯卧位	一名操作者提供向下的牵引力使上肢前屈 90°；另一名操作者尝试内收并内旋肩胛下缘	难以监测镇静程度；需要熟练操作者实施	70%~90%
外旋法	1	仰卧位或坐位	初始体位：上肢充分内收在一侧并屈肘。缓慢被动外旋上肢	无	80%~90%
Stimson 法	1	仰卧位	上肢屈曲 90° 悬吊于担架上并悬挂 5~10 磅（1 磅 ≈0.45 kg）的重量（可以结合肩胛骨复位法）	需要设备；难以监测镇静程度	91%~96%
Snowbird 法	2	坐位	初始体位：患者端坐，上肢内收，肘关节屈曲；操作者通过将足置于包裹患者前臂的一圈松紧织物上以施加向下的牵引力	无	97%
Spaso 法	1	仰卧位	初始体位：上肢前屈 90° 指向天花板。施加指向天花板的纵向牵引力并被动外旋	操作者背部不适（罕见）	67%~91%

数据来源：Ufberg JW，Vike GM，Chan TC，et al. Anterior shoulder dislocations：beyond traction-countertraction，J Emerg Med. 2004；27（3）：3001-6. 经 Malik 等授权使用，2010。

* 外旋法：单人即可安全实施，并且不需要费很大力量就能成功（图 2.3）。
  - 使患者处于仰卧位。
  - 握住患肢内收于一侧并屈肘 90°。
  - 使肩关节前屈 20°。
  - 医师用一只手握住患者腕部，用另一只手稳定肘关节并轻轻地外旋前臂。
  - 当感受到阻力时，医师应停止并保持该姿势，直到肌肉松弛再继续进行。
  - 一旦复位成功，应将患肢恢复到内旋体位并用吊带固定。

肩胛骨骨折

要点

- 肩胛骨连接中轴骨骼和上肢，起到稳定上肢活动平台的作用。
- 由高能量机制造成的肩胛骨骨折需要全面的创伤评估以除外危及生命的损伤。

临床表现

- 肩胛骨骨折仅占全身骨折的 1% 和肩部骨折的 5%。
  * 大多数骨折发生在肩胛骨体部。
- 肩胛骨骨折常由高能量损伤造成，并且可能合并有更为严重的损伤。
  * 一项调查显示，平均 3.9% 的肩胛骨骨折患者合并有其他的严重损伤。
- 损伤机制。
  * 高能量直接打击 / 肩部创伤。
  * 摔倒时一侧手臂张开。
  * 肩关节脱位可导致关节盂骨折。

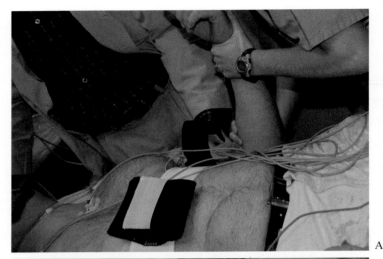

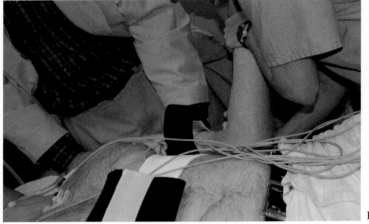

图 2.3　外旋法用于盂肱关节复位。(A)患者仰卧位,患肢内收并屈肘 90°,肩关节前屈 20°。医师用一只手握住患者腕部,并用另一只手稳定肘关节。(B)轻轻地外旋前臂,当感到阻力或肌肉痉挛时停止,以使肌肉松弛。(待续)

- 体格检查所见。
  * 伤者往往托住患肢并内收于一侧。
  * 同侧上肢活动时疼痛剧烈。

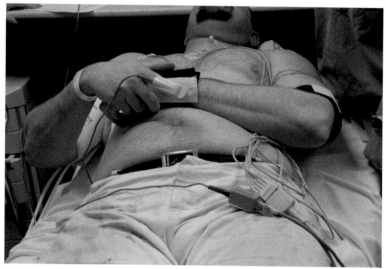

C

图 2.3（续）（C）一旦复位成功,应通过活动范围检查上肢,并用吊带固定于内旋位。（经西北大学费因伯格医学院急诊科授权使用。）

* 肩胛上方局部压痛。
* 肩胛上方可有肿胀、骨擦音和瘀斑。
* 仔细行神经血管检查,以除外动脉损伤或臂丛神经损伤。
  - 可能发生于 13% 的肩胛骨骨折患者。

注意：仔细诊断是否合并肺挫伤。

诊断性检查

* 在诊断可疑肩胛骨骨折时,应选择 X 线片作为初步检查。
  * 肩胛骨 X 线片包括前后位、侧位和肩胛 Y 位。
  * 肩胛骨骨折 X 线片可因组织覆盖而模糊不清。
  * 肩峰骨可能会与肩峰中段骨折相混淆。
  * 通常有 15% 的患者存在变异。
  * 边角变圆和双侧表现较为可靠。

- 胸部或肩胛骨 CT 扫描可更好地识别骨折。
- 可在急性期后行肌电图检查以明确可疑的神经损伤。
  * 最佳结果是在伤后 3 周以上。
  * 可以评估损伤的范围和恢复的潜力。

治疗

- 急诊室治疗。
  * 疼痛控制。
  * 舒适的吊带固定。
  * 鼓励早期关节活动度练习。
  * 转诊至骨科手术医师。
  * 治疗合并伤。
- 长期治疗。
  * 大多数骨折采用非手术治疗。
    - 肩胛骨体部骨折。
  * 以下情况可考虑外科干预。
    - 关节盂骨折。
    - 有移位的肩胛颈骨折。

预后

- 86% 的肩胛骨体部骨折预后优良。
- 82% 通过手术治疗的关节盂骨折预后优良。
- 并发症不常见。
  * 非手术治疗的关节盂骨折可能会导致肩关节不稳定。
- 大部分骨折约在 6 周内愈合。
  * 功能完全恢复可能需要 1 年。
- 愈合时有轻微骨不连不会导致严重不稳定。
  * 与关节盂、肩峰和喙突骨折相关。

锁骨骨折

要点

- 锁骨骨折常由高能量损伤导致。
- 充分的镇痛是治疗锁骨骨折的一个主要方面。
- 大多数锁骨骨折可以通过简单吊带固定保守治疗。
- 有移位的锁骨中段骨折有较高的骨折不愈合风险,应该转诊至骨科手术医师,考虑行手术治疗(图 2.4)。

临床表现

- 大多数患者表现为锁骨或肩部上方疼痛。
- 15~30 岁的男性最易发生这种损伤。
- 损伤机制。
  - * 年轻患者通常由高强度直接损伤造成。
    - − 运动损伤。
    - − 跌落。
    - − 机动车事故。
    - − 老年患者可能有更轻微的损伤机制,如仅从高处跌落。
- 体格检查所见很明确。

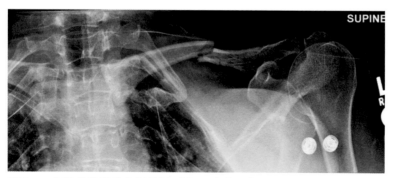

图 2.4 有移位的锁骨中段骨折。(经西北大学费因伯格医学院急诊科授权使用。)

  * 患肢内收于一侧。
  * 锁骨上方压痛。
  * 因疼痛导致患肩外展及前屈受限。
  * 因锁骨位于皮下，畸形常很明显。
- 对患肢进行全面的神经血管检查以排除合并神经血管损伤，这是必要的。

诊断性检查

- X 线片是诊断疑似锁骨骨折的首选方法。
  * 标准锁骨平片。
    – 前后位和向头倾斜 45° 斜位片。
  * 巧合位（Serendipity）片：向头倾斜 40° 斜位片。
    – 更好地评估中段锁骨。
  * Zanca 位片：向肩锁关节且向头倾斜 10° 的前后位 X 线片。
    – 更好地评估远端锁骨和肩锁关节。

分型

- 中 1/3 骨折（Allman Ⅰ 型）。
  * 最常见的类型（69%~80%）。
- 外 1/3 骨折（Allman Ⅱ 型）。
  * 占锁骨骨折的 21%~25%。
  * 在老年患者中更常见的类型。
- 内 1/3 骨折（Allman Ⅲ 型）。
  * 罕见（2%）。
  * 在老年患者中更为常见的类型。

治疗

- 所有锁骨骨折的急诊室治疗。
  * 充分镇痛。
  * 舒适的吊带固定。

* "8"字绷带可作为一种治疗选择。
    - 更加不适的报道。
    - 更高的臂丛神经损伤风险。
  * 限制过头运动。
- 长期治疗。
  * 大多数锁骨骨折可经非手术治疗在 6~8 周内愈合。
- 1~2 周内转诊至骨科医师。

注意：缩短或移位（>2 cm），锁骨中段骨折或锁骨外 1/3 骨折有更高的骨折不愈合风险，并且应早期转诊至骨科手术医师，考虑行手术治疗。

预后

- 大多数锁骨骨折患者预后极好。

胸锁关节损伤

要点

- 胸锁关节损伤相对罕见。
- 前脱位不稳定，常在治疗后复发。
- 30% 的胸锁关节后脱位病例可同时导致纵隔结构发生损伤。
- 复位胸锁关节后脱位最好在有骨科和心胸外科支持的手术室进行。

临床表现

- 胸锁关节脱位不常见。
- 未满 25 岁的患者常为生长板损伤，而不是真正脱位。
- 患者主诉肩痛和（或）胸痛。
- 前脱位和后脱位均可发生。
- 损伤机制。
  * 前脱位。
    - 前外侧暴力导致后方压力作用于肩部或内向作用于锁骨。

- ＊ 后脱位。
  - － 后外侧暴力导致前向压力作用于肩部或同时向内作用于锁骨。
  - － 直接打击内侧锁骨。
- 体格检查所见。
  - ＊ 胸锁关节压痛。
  - ＊ 肩关节活动范围内疼痛。
  - ＊ 前脱位时内侧锁骨突出。
  - ＊ 患肢可内收屈肘。
- 需要全面检查以排除合并损伤。
  - ＊ 颈部或同侧上肢静脉阻塞、嘶哑、咳嗽、气短。这些可能为其相关表现。

注意:出现胸锁关节后脱位应迅速诊断,以除外紧靠胸锁关节的气管、食管和大血管的损伤。

诊断性检查

- 锁骨或胸部 X 线片通常无法诊断。
  - ＊ 前后头倾 40° 位拍片能更好地评估内侧锁骨,并且可能拍摄胸锁关节。
- CT 扫描是评估胸锁关节的最佳选择。
  - ＊ CT 血管造影。
  - ＊ 胸部 X 线片。
  - ＊ 气管镜。
  - ＊ 内镜。

治疗

- 对所有脱位患者都应给予充分镇痛。
- 前脱位。
  - ＊ 前脱位不稳定,并且可能在治疗后复发。
  - ＊ 应在急诊室内尝试闭合复位。
  - ＊ 通常需要程序性镇静。

　　　* 复位后,患者应使用"8"字形绷带或锁骨吊带固定 4~6 周。

　　　* 建议转诊至骨科随访。

- 后脱位。

　　　* 应全面评估合并损伤。

　　　* 应请骨科紧急会诊。

　　　* 复位最好在手术室内进行。

　　　　- 闭合复位在最初 48 小时内可能成功,但通常需要切开复位。

　　　　- 建议请心胸外科医师会诊以处理复位时出现的问题。

预后

- 前脱位在复位后常不稳定,但极少引起长期功能障碍。
- 后脱位在复位后通常稳定。

　　　* 后脱位合并损伤可导致预后更差。

手术

- 胸锁关节前脱位的闭合复位。

　　　* 由术者决定采用局部麻醉,还是程序性镇静来镇痛。

　　　　- 指定的心肺监测。

　　　* 患者取仰卧位,将毛巾卷或结实的垫置于肩胛之间。

　　　* 方法。

　　　　- 患肢外展 90°,过伸 10°。

　　　　- 对患肢施加牵引。

　　　　- 一名助手于锁骨内侧的后方施加力量,直到畸形被矫正。

　　　* 复位完成后,用瓦尔波(Valpeau)绷带或"8"字形绷带固定。

肩锁关节损伤

要点

- 肩锁关节损伤是接触性运动中最常见的肩部损伤。
- Ⅰ型肩锁关节损伤的影像学表现正常,并且可能因没有充分的体格检查而被遗漏。

- 使用 Rockwood 分型的损伤分类方法有助于选择治疗方式和判断预后（表 2.2）。

表 2.2　肩锁关节损伤的 Rockwood 分型

类型	病理学	临床表现	影像学表现	急诊室治疗	确定性治疗
Ⅰ型	肩锁韧带扭伤，喙锁韧带完整	肩锁关节压痛	正常	吊带固定 7~10 天，镇痛	保守治疗
Ⅱ型	肩锁韧带撕裂，喙锁韧带扭伤	肩锁关节压痛	肩锁关节分离 >3 mm	吊带固定 2~3 周，镇痛	保守治疗
Ⅲ型	肩锁韧带撕裂，喙锁韧带撕裂，三角肌和斜方肌在锁骨的附着点撕裂	肩锁关节压痛，畸形	肩锁关节分离 >3 mm，喙锁关节间距 >13 mm，25%~100% 脱位	吊带固定，镇痛	保守治疗，非手术治疗*
Ⅳ型	肩锁韧带撕裂，喙锁韧带撕裂，三角肌和斜方肌在锁骨的附着点撕裂，锁骨通过斜方肌后脱位	突出的肩峰	肩锁关节分离 >3 mm，喙锁关节间距 >13mm，锁骨在腋窝外侧后脱位	吊带固定，镇痛，神经血管评估	手术治疗
Ⅴ型	肩锁韧带撕裂，喙锁韧带撕裂，三角肌和斜方肌在锁骨的附着点撕裂，锁骨严重向上脱位	畸形	肩锁关节分离 >3 mm，喙锁关节间距 >13 mm，100%~300% 脱位	吊带固定，镇痛	手术治疗
Ⅵ型	肩锁韧带撕裂，喙锁韧带未受损，锁骨向喙突下脱位	合并多发伤	肩锁关节分离 >3 mm，喙锁关节间距缩小	吊带固定，镇痛，神经血管评估	手术治疗

* Ⅲ型损伤采用保守治疗。非手术治疗最为常见，但在某些病例中可考虑手术治疗。Malik 等授权使用，2010。

- 急诊室治疗的重点是充分镇痛和舒适的吊带固定。
- 对于Ⅲ～Ⅳ型损伤建议早期转诊至骨科(图 2.5)。

临床表现

- 肩锁关节损伤累及肩锁韧带和喙锁韧带。
- 肩锁关节损伤是接触性运动中最常见的肩部损伤。
- 损伤机制。
  * 肩部内收时直接摔伤。
  * 摔伤时伸手。
- 体格检查所见。
  * 肩锁关节上方压痛。
  * 交臂和外展试验时伴有疼痛。
  * 在更高水平的肩锁关节损伤中,畸形可能会更明显。
- 患肢全面的神经血管检查对于排除神经血管损伤是必要的。

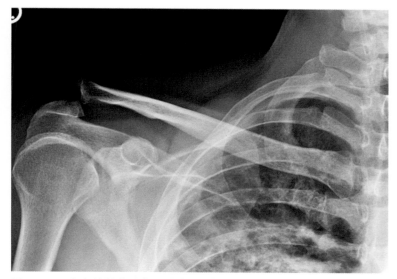

图 2.5　Ⅲ度肩锁关节分离。注意:远端锁骨与肩峰相比抬高,提示肩锁韧带和喙锁韧带均有损伤。(西北大学费因伯格医学院急诊科授权使用。)

诊断性检查

- 肩锁关节损伤的诊断通常由体格检查确定。
- 肩关节平片是明确疑似肩锁关节损伤的首选检查方法,并有助于根据损伤的严重程度确定分型。
  - * Ⅰ型肩锁关节扭伤的影像学检查正常。
  - * 肩锁关节分离大于 3 mm 提示喙锁韧带损伤。

注意:正常的肩关节 X 线片不能排除肩锁关节扭伤。

治疗

- 所有肩锁关节损伤的急诊室治疗。
  - * 充分镇痛。
  - * 舒适的吊带固定。
  - * 早期活动。
  - * 限制患者手臂举过头顶的运动。
- 1~2 周内转诊至骨科。
  - * 对于Ⅲ和Ⅳ型肩锁关节损伤患者考虑早期转诊至骨科,因为他们可能需要手术治疗。

注意:Ⅲ型肩锁关节分离的治疗尚有争议,并且应被转诊至骨科行进一步评估。

预后

- 预后取决于损伤的严重程度,康复需要 2~6 周。
- 大多数低级别肩锁关节损伤的患者可完全恢复功能。

肱骨近端骨折

要点

- 超过 80% 的肱骨近端骨折无移位(图 2.6)或者轻度移位,并且无须手术治疗。

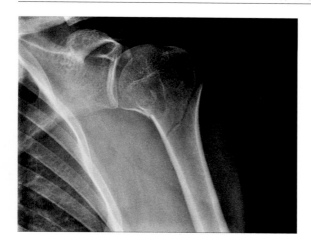

图 2.6　无移位的肱骨近端骨折。（经西北大学费因伯格医学院急诊科授权使用。）

- 考虑到肩袖肌腱附着于大小结节,因此它们有同时发生损伤的风险。
- 早期活动度锻炼可改善功能。

临床表现

- 肱骨近端骨折在老年人常见骨折中排第 3 位。
  - * 在老年和女性患者中发生率较高。
- 损伤机制。
  - * 手外伸以倾斜角度摔伤。
  - * 站在高处跌落摔伤肩部。
  - * 在年轻患者中,高强度直接暴力作用于肩部。
- 体格检查所见。
  - * 肱骨近端有明显压痛。
  - * 活动时疼痛。
  - * 患肢常位于轻度外展位。
  - * 畸形常不明显。
  - * 患肢全面的神经血管检查对于排除神经血管损伤是必要的。
    - − 腋神经损伤发生于有移位的骨折或骨折伴脱位。
    - − 臂丛神经也有损伤风险。

注意：解剖颈骨折阻碍肱骨头血液供应，有缺血性坏死的风险。

诊断性检查

- X 线片是评估肩关节应选择的检查方法。
    * 肩胛骨和盂肱关节前后位片。
    * 肩胛骨腋位和外侧 Y 位片。
- 所见。
    * 肱骨头向下假性半脱位提示关节积血。
    * 肩关节前脱位合并大结节骨折。
        - 应警惕同时发生的肩袖损伤。

分型（表 2.3）

表 2.3   肱骨近端骨折的 Neer 分型

类型	描述
1 部分骨折	无移位或轻度移位
2 部分骨折	单一部分发生移位*
3 部分骨折	外科颈骨折合并大小结节其中之一有移位的骨折
4 部分骨折	外科颈骨折合并大小结节均有移位的骨折*
骨折伴脱位	除骨折块之外有肱骨头脱位

Neer 分型依据陈旧性骺线（解剖颈，外科颈，大、小结节）将肱骨分成 4 个解剖部位。如果分离 >1cm 或成角 >45° 被认为骨折块有移位。

* 注意：2 部分解剖颈骨折和 4 部分骨折发生缺血性坏死的风险最高。

治疗

- 急诊室治疗。
    * 充分镇痛。
    * 吊带制动 1~3 周。
    * 鼓励早期关节活动。

* 建议骨科紧急会诊。
    - 解剖颈骨折。
    - 4 部分骨折。
    - 骨折伴脱位。
- 长期治疗。
    * 病因性治疗主要取决于骨折块数量和移位程度。
        - 无移位骨折通过吊带制动保守治疗。
            ⊙ 恢复时间可能为 2~3 个月。
        - 大部分骨折可从手术治疗中获益。
            ⊙ 老年患者通过非手术治疗可获得满意结果。

注意：鼓励患者早期关节活动能减少疼痛并改善功能恢复结果。

预后

- 大多数肱骨近端骨折的患者恢复较好。

肱骨干骨折

要点

- 肱骨干骨折通常发生在中年人中，并由直接创伤作用于上肢或肩部造成。
- 肱骨干骨折合并同侧前臂骨折可导致"漂浮肘"，需紧急干预。
- 合并桡神经损伤可导致垂腕。
- 镇痛及充分制动是肱骨干骨折急救护理的关键。

临床表现

- 肱骨干骨折比肱骨近端骨折更少见。
- 损伤机制。
    * 横行骨折。
        - 不严重的摔伤直接作用于肘部产生弯曲力。

- * 螺旋形骨折。
  - − 摔伤时手外伸且合并轴向负荷。
- 体格检查所见。
  - * 局部疼痛和肿胀。
  - * 疼痛、畸形的上肢。
  - * 有移位时患肢缩短。
    - − 合并桡神经瘫痪(垂腕)的发生率为 15%~18%。
    - − 应检查伸腕和伸指。

注意:仔细进行神经血管检查。肱骨干骨折后可能发生桡神经损伤。

诊断性检查

- X 线片是诊断可疑肱骨干骨折的首选检查(图 2.7A 和 B)。
  - * 肱骨前后位和侧位片。
  - * 肩关节穿胸位和腋位片。
  - * 双侧肩肘均应行 X 线检查。

注意:考虑进一步行前臂 X 线片以除外伴发的肢体骨折。

治疗

- 急诊室治疗。
  - * 充分镇痛。
  - * 因复位难以维持,通常无须进行骨折复位。
    - − 因肩关节有代偿能力,因此 30°~40° 成角是可以接受的。
  - * 可利用接骨夹板制动。
    - − 可考虑用悬挂石膏夹。
    - − 对于儿童和老年患者,吊带和包扎绷带可作为替代方法。
  - * 大部分骨折可行保守治疗,定期骨科随诊。

注意:漂浮肘(同侧肱骨和前臂骨折)需要紧急急诊室骨科会诊和手术准备。

- 长期治疗。
  - * 大多数肱骨干骨折可通过非手术治疗,并且需要 3~4 个月恢复。

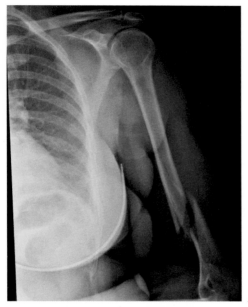

A

图 2.7 （A）肱骨干骨折。（B）肱骨干骨折复位后接骨夹板固定的 X 线片。注意持续存在的成角和缩短畸形。（经西北大学费因伯格医学院急诊科授权使用。）

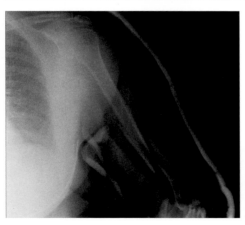

B

* 以下情况需考虑手术治疗。
  - 复位不满意。
  - 桡神经损伤。
  - 漂浮肘。
  - 病理性骨折。

预后

- 大多数肱骨干骨折患者恢复良好。
  - ＊ 预期愈合率 >90%。
  - ＊ 75%~90% 的桡神经损伤将在 3~4 个月内恢复。

手术

- 接骨夹板的应用（图 2.8）。
  - ＊ 需要准备以下物品。
    - － 4 英寸（1 英寸约为 2.54 cm）石膏。
    - － 4 英寸 Webril™ 或等量的棉垫。
    - － 4 英寸弹力绷带。
    - － 剪刀。
    - － 水盆。
    - － 胶布。
    - － 吊带。
  - ＊ 技术。
    - － 将 2~3 层棉垫置于患肢，以通常方式从远端锁骨延伸至近端前臂。

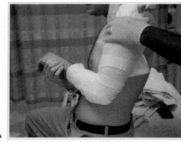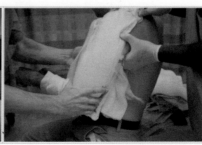

图 2.8　接骨夹板的应用。（A）棉垫从前臂覆盖向上超过肩峰。（B）夹板材料从腋窝内侧沿着弯曲的肘关节呈 U 形向外侧延伸至肩峰。用弹性绷带和胶带固定。（经西北大学费因伯格医学院急诊科授权使用）。

- 准备石膏夹板。
    - 上肢轻度内收，从腋窝延伸至屈曲肘关节附近，测量出石膏夹板的合适长度，上至上肢外侧覆盖三角肌和肩峰。
    - 包括 8~10 层石膏。
- 将石膏夹板浸湿，然后除去多余水分。
- 将石膏夹板以 U 形包绕肘关节和肱骨，从腋窝内侧延伸至三角肌和锁骨外侧。
- 用弹力绷带固定夹板。
- 在肩峰附近的大部分夹板上方用胶布固定。
- 将患肢置于吊带内。

上肢神经损伤

要点

- 上肢神经损伤可导致疼痛、感觉异常和无力。
- 臂丛神经由 C5~T1 脊神经根组成，并且是最常见的神经丛损伤。
- 若存在双侧上肢神经病变，在未查明原因前，应推测为颈椎损伤。

临床表现

- 上肢神经损伤常合并其他创伤。
- 患者主诉单侧麻木和（或）无力。
- 损伤机制。
    * 神经损伤可能由反复压迫或直接暴力导致。
    * 臂丛神经扭伤。
        - 牵拉上肢并反向牵拉头部可导致臂丛神经纵向拉伸。
            - 上肢内收常导致上干损伤。
            - 上肢上举常导致下干损伤。
        - 摩托车事故（最常见）。
        - 接触性运动（如足球）——"针刺感"或"灼烧感"。

- 背包导致神经轴索损伤——"背包麻痹"。
- 锁骨上区域的直接打击(欧勃氏点)。
  * 腋神经损伤:
    - 发生于大约13.5%的盂肱关节脱位患者。
    - 肱骨外科颈骨折也有损伤风险。
- 体格检查所见:
  * 症状取决于受累的神经根分布区域(表2.4)。

表2.4　上肢神经综合征

神经	肌肉	运动检查	感觉
C5	三角肌	肩关节外展、外旋	上臂外侧
C6	二头肌	肘关节屈曲、旋后	拇指
C7	三头肌	伸肘	中指
C8	指深屈肌,骨间肌	手指屈曲	小指
T1	骨间肌	手指外展	前臂内侧
腋神经	三角肌,小圆肌	肩关节外展	前臂外侧
胸长神经	前锯肌	翼状肩胛	无
肩胛上神经	冈上肌,冈下肌	肩关节外展、外旋	无
臂丛神经上干(C5~C6)	三角肌,肩袖,二头肌	肩关节外展,前臂屈曲/旋后	上臂和前臂外侧
臂丛神经下干(C8~T1)	旋前圆肌,手内在肌	前臂旋前	上臂内侧、前臂和手
肌皮神经	肱二头肌	肘关节屈曲,前臂旋后	前臂外侧
正中神经	旋前圆肌,鱼际肌	拇指屈曲,对指(OK征)	桡侧3个半手指掌面(示指)
尺神经	手内在肌	手指外展	尺侧1个半手指掌面(小指)

注:许多上肢神经和它们的代表肌肉、运动和感觉功能如上所述。

* 可能出现疼痛、感觉异常和无力。

注意：**同侧肢体霍纳（Horner）综合征（上睑下垂、瞳孔缩小、无汗症、眼球内陷）可能提示下臂丛神经损伤。**

* Spurling 试验。
* 头部施加轴向压力的同时伸展颈椎并向患肩旋转。
  - 检查阳性可成功地引起患者的症状。
  - 有助于识别颈神经根刺激征。
  - 在除外颈椎损伤前不要实施该检查。
* 可疑神经的运动和感觉检查。
* 血管检查以除外合并血管损伤是至关重要的。

注意：**双侧症状应高度怀疑脊髓损伤。**

诊断性检查

• 上肢神经损伤的诊断需结合临床表现。
• X 线片有助于排除类似的其他病因。
  * 颈椎 X 线片。
  * 锁骨 X 线片。
  * 肩关节 X 线片。
• 如有必要，应行 CT 或 MRI 以排除颈椎损伤。
• 进一步评估可在门诊进行。
  * 磁共振成像。
  * 脊髓造影 CT 可评估颈神经根。
  * 肌电图 / 神经传导速度检查（EMG/NCV）。
    - 能帮助定位神经病变。
    - 至少在受伤 3 周以后进行。

治疗

• 急诊室治疗。
  * 大多数臂丛神经病变和周围神经综合征可采取保守治疗。
    - 初期休息后尽早活动。

- 抗炎药。
- 湿热敷。

* 有颈肋、锁骨中段骨折或穿透性创伤造成的损伤应转诊至外科评估。
* 门诊治疗:
  - 转诊给擅长治疗神经损伤的专家。
  - 初期可尝试使用矫形支具的医学治疗。
  - 在臂丛神经损伤重建时,神经移植和神经根连接可提高疗效。

预后

- 预后取决于神经损伤的位置和范围。
- 运动员的"刺痛"预后优良,且大多数患者能完全恢复功能。
- 神经节前损伤(背根神经节近端)预后较差。

肘关节脱位

要点

- 大多数肘关节脱位为后脱位,由摔伤时上肢外展导致。
- 单纯脱位可在急诊室复位。
- 患者应在急诊室留观数小时以监测迟发的血管损伤。
- 关节僵硬和不能完全伸直是此类损伤最常见的远期并发症。

临床表现

- 肘关节是人体第 2 个最容易发生脱位的关节。
  * >90% 为后脱位。
  * 大约 1/3 合并有骨折。
- 损伤机制:
  * 后脱位:摔伤时,上肢伸直外展。
  * 前脱位:高能量暴力 / 机制作用于屈曲肘关节的后方。

- 体格检查所见：
  - * 患者疼痛剧烈。
  - * 肘关节屈曲，并且患者无法完全伸直前臂。
  - * 尺骨鹰嘴突出，并常可触及积液。
    - − 畸形可能不明显。
  - * 神经失用，通常为尺神经，可发生于约 20% 的病例。
    - − 正中神经损伤应高度警惕动脉损伤。

注意：肘关节前脱位或开放性脱位合并肱动脉和正中神经损伤的发生率较高。

诊断性检查

- 建议行包括前后位和侧位片在内的标准肘关节 X 线片检查（图 2.9）。

分型

- 简单脱位：不合并骨折。
- 复杂脱位：脱位合并骨折。
  - * 恐怖三联征：脱位合并冠状突和桡骨头骨折。

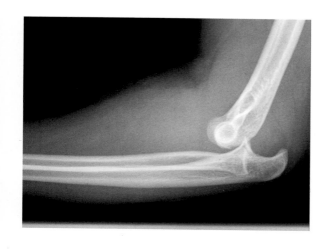

图 2.9　肘关节后脱位。（经西北大学费因伯格医学院急诊科授权使用。）

治疗

- 急诊室治疗。
  - ＊ 给予充分镇痛。
    - − 程序性镇静。
    - − 关节腔内注射麻醉药。
  - ＊ 建议请骨科紧急会诊。
    - − 开放性脱位。
    - − 前脱位。
    - − 复杂脱位。
    - − 神经血管损伤。
  - ＊ 任何有血管损伤指征的患者都应请血管外科紧急会诊。
  - ＊ 单纯后脱位。
    - − 肘关节复位。
    - − 用长臂石膏和吊带固定。
    - − 拍摄复位后 X 线片。
    - − 闭合复位失败可能提示骨或神经卡压。

注意：患者应在复位后留观数小时以发现迟发性血管损伤征象或不断进展的筋膜室综合征。

- 长期治疗。
  - ＊ 所有肘关节脱位均建议骨科随诊。
  - ＊ 复杂肘关节脱位常需要手术治疗。
  - ＊ 简单脱位通常行非手术治疗。
    - − 短期（1 周）制动后早期进行关节活动度锻炼。
      - ⊙ 制动超过 3 周预后会更差。

预后

- 95% 的患者能恢复之前的工作和功能状态。
  - ＊ 许多患者会有 10~20° 的外展角度丢失，以及轻度的屈曲角度丢失。

＊ 复发性脱位罕见。

手术

- 复位肘关节后脱位。
  - ＊ 患者仰卧于担架。
  - ＊ 一名助手对肱骨给予反向牵引。
  - ＊ 操作者用一只手握持患者腕部,并用另一只手稳定尺骨鹰嘴。
    - − 将前臂掌侧向上并屈曲 30° 时,操作者轴向牵拉前臂。
    - − 放置于尺骨鹰嘴的手应以适当地方式施加内侧或外侧移位。
    - − 复位时常有明显的响声。
  - ＊ 如果复位困难,进一步屈曲前臂或用另一只手人工控制尺骨鹰嘴可能会有帮助。
  - ＊ 如果复位不成功,可能存在髁部或软骨骨折。
    - − 建议请骨科会诊。
  - ＊ 复位后治疗。
    - − 检查活动度以确保稳定性。
    - − 在后方用长臂夹板将肘关节固定于屈曲旋后位。
    - − 拍摄复位后 X 线片。

保姆肘

要点

- 桡骨小头半脱位(也常被称为保姆肘或牵拉肘)几乎仅发生于小儿。
- 对于有典型表现的患者 X 线片检查并非必需。
- 有必要给父母提供关于如何避免复发的建议。
- 用过度旋前法复位的第一次尝试成功率很高。

临床表现

- 保姆肘指的是桡骨小头半脱位。

　　＊ 环状韧带滑过桡骨头并嵌入肱骨头与桡骨小头之间。

- 多见于 1~4 岁小儿。
- 病史可能很模糊。
  - ＊ 患儿拒绝使用手臂。
  - ＊ 父母可能不认为有外伤史。
  - ＊ 问清发生经过可明确典型受伤机制。
- 受伤机制为突然牵拉伸展旋前的前臂。
  - ＊ 例如，在行走时父／母用力牵拉过度伸展的前臂。
- 体格检查所见：
  - ＊ 患儿通常将前臂保持于轻度屈曲旋前位。
    - － 拒绝使用手臂。
    - － 父母常认为是腕或肘损伤。
    - － 患儿在触诊时无局限性压痛。
    - － 没有明显外伤征象。

诊断性检查

- 询问病史和体格检查对大多数病例来说是有必要的。
- 如不能明确诊断，应拍摄平片以除外骨折。
  - ＊ 保姆肘的 X 线片无特异性表现。
  - ＊ 复位时常需要拍摄 X 线片定位。

治疗

- 急诊室治疗。
  - ＊ 复位（如果症状典型，可在拍片前实施）。
    - － 两种常见方法。
      - ⊙ 旋后／屈曲法。
      - ⊙ 过度旋前法。
      - ⊙ 两种方法成功率都很高。
- 过度旋前法第一次尝试成功率更高。
  - ＊ 复位时通常感受到"咔嗒"声。

* * >90% 的成功率。
* * 无须制动。
* * 复位后观察患儿 15~30 分钟。
* * 如果患儿仍不能恢复患肢的无限制正常使用,则考虑其他诊断。
* * 如果复位困难或复位后患儿肢体仍不能恢复使用,则需拍摄 X 线片。
* * 如果无法复位,建议请骨科会诊。
    * – 用吊带或后方长臂夹板固定。
* * 给父母提供关于将来如何避免复发的建议。

注意:在尝试保姆肘复位前谨慎评估如髁上骨折等其他损伤的体征。

预后

* 长期预后极好。
    * * 环状韧带随年龄增长力量增强。
    * * 5 岁以后不会复发。

治疗

* 保姆肘的复位。
    * * 旋后 / 屈曲法。
        * – 一只手握住患儿腕部,另一只手握住患儿肘部。
            * ⊙肘关节屈曲 90°。
            * ⊙将腕部轻轻旋后 90°。
            * ⊙进一步屈肘,将腕上提至肩部。
        * – 复位时常可以感受到“咔嗒”声。
    * * 过度旋前法(图 2.10)。
        * – 一只手握住患儿腕部,另一只手握住肘部。
            * ⊙肘关节微屈。
            * ⊙轻轻将腕部过度旋前。
        * – 复位时常可以感受到“咔嗒”声。

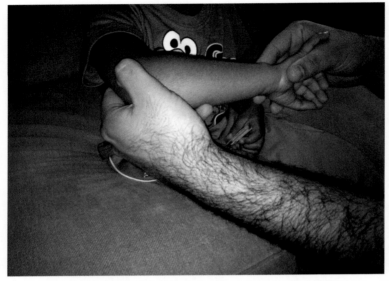

图 2.10 保姆肘复位的过度旋前技术。用一只手抓住患儿的腕部，另一只手放在肘部。缓慢地弯曲肘部，轻柔地过度旋转直至引出"咔嗒"声。（经西北大学费因伯格医学院急诊科授权复制。）

上髁炎

要点

- 外上髁炎（即"网球肘"）是一种前臂伸肌和旋后肌的过度使用性损伤。
- 内上髁炎（即"高尔夫肘"）是一种前臂屈肌和旋前肌的过度使用性损伤。
- 休息、冰敷和抗炎等保守治疗对大多数病例有效。
- 应给患者关于合理方法和设施等预防措施的建议，以减少复发率和致残率。

可以考虑注射皮质激素。

临床表现

- 外上髁炎。
  - * 由桡侧腕短伸肌在起点处的微小撕裂造成。
  - * 由重复性运动导致。
    - − 网球运动员。
    - − 重复提重物 >1 kg。
  - * 体格检查所见。
    - − 最显著压痛点位于外上髁远端 5~10 mm 的桡侧腕短伸肌区域。
    - − 外上髁疼痛伴有伸腕和中指伸指抵抗。
    - − 椅子抬高试验。
      - ⊙ 患者站立于椅子后面。
      - ⊙ 通过将手置于椅背上端并提拉而尝试举起椅子。
      - ⊙ 疼痛为阳性表现。
- 内上髁炎。
  - * 前臂屈肌在内上髁起点的过度使用性肌腱炎。
  - * 由重复性运动引起。
    - − 打高尔夫球。
    - − 投掷运动。
    - − 打保龄球。
    - − 提重物。
  - * 患者常描述在投掷运动过程中疼痛加剧。
  - * 体格检查所见。
    - − 内上髁压痛。
    - − 疼痛并伴有前臂和腕的屈曲及旋前抵抗。

注意：20% 的内上髁炎与尺神经病变有关。

诊断性检查

- 上髁炎是一个临床诊断。

- X 线片有助于排除疼痛的其他原因。
  * 在 20%~30% 的病例中上髁附近出现退行性变组织的钙化。

治疗

- 在急诊室保守治疗对大多数病例有效。
  * 停止重复运动并休息。
  * 冰敷。
  * 非甾体抗炎药。
  * 支具固定。
    - 外上髁炎。
      ○腕关节伸展夹板。
      ○反作用力束带支具——放置于肘关节远端的腕伸肌肌腹周围。
    - 内上髁炎。
      ○反作用力束带支具。
- 对于难治的病例可考虑注射皮质激素以在短期内缓解症状。
  * 皮质激素注射是否长期受益仍不确定。
- 建议 1~2 周内骨科随诊。
  * 其他门诊治疗包括:
    - 物理治疗。
    - 手术干预。
    - 新的辅助治疗。
      ○高浓度血小板血浆注射。
      ○肌腱或韧带区的其他非药物和非活性刺激物的增生注射疗法,以达到加强结缔组织和缓解肌肉骨骼疼痛的目的。

预后

- 70%~80% 的患者在 1 年内症状消退而无须手术干预。

治疗

- 皮质激素注射治疗外上髁炎。
  - * 所需物品：
    - − 3 mL 注射器。
    - − 1 个 18 号针头。
    - − 1 个 22 号针头。
    - − 1% 的利多卡因 1~2 mL。
    - − 甲强龙 20~30 mg 或曲安奈德 20 mg。
    - − 无菌纱布。
    - − 氯己定或吡咯烷酮洗手液。
    - − 无菌手套。
- 操作方法：
  - − 嘱患者处于坐位，手臂旋前位，屈肘 90°。
  - − 触及肱骨外上髁。
  - − 氯己定或聚维酮碘对术区进行消毒。
  - − 注射器吸取 1~2mL 1% 利多卡因和 20mg 曲安奈德。
  - − 使用 22 号针头将上述液体注射于肘关节最大压痛点至肱骨外上髁这个区域内。
  - − 注射时应避免将药物注入肌腱内。
- 该操作方法也可用于治疗肱骨内上髁炎，但应该最大限度避免药物注入尺神经。

桡骨头骨折

要点

- 桡骨头骨折是成人肘关节最常见的骨折。
- 无移位的桡骨头骨折在最初的 X 线片上可能很难发现。
- 闭合复位和延长制动可导致肘关节僵硬和功能丧失。
- 开放性复位和内固定是目前治疗不稳定和移位的桡骨头骨折的首选

方法。

临床表现

- 桡骨头骨折占肘关节骨折的 33%。
- 与内侧副韧带相连，桡骨头可稳定肘关节，对抗外翻力和纵向力。
- 损伤机制：
  * 摔倒时伸手，并且前臂旋前或肘关节轻度屈曲。
  * 肘关节外侧直接打击。
- 体格检查所见：
  * 外上髁远端桡骨头侧局部压痛。
  * 前臂旋前 / 旋后时肘外侧疼痛。
  * 活动度减小。
  * 检查合并损伤是重要的。
    - 骨间后神经（桡神经）。
      ⊙损伤可能发生于有移位的骨折。
      ⊙检查伸指无力。
    - 内侧副韧带不稳定。
      ⊙实施肘关节屈曲 30° 的外翻应力试验。
    - 远端桡尺关节损伤（Essex-Lopresti）。
      ⊙远端桡尺关节压痛。

诊断性检查

- 选择 X 线片检查。
  * 标准 X 线片包括前后位和侧位。
  * 额外的位置包括斜位片和桡骨头 – 肱骨小头位片。
- X 线片所见：
  * 桡骨头骨折在 X 线片上常显示不明显。
  * 骨折的继发体征包括：
    - 前脂肪垫移位——帆船征。
    - 后脂肪垫。

- 脂肪垫移位表明积液常由急性损伤的骨折导致。

注意：明确桡骨头与肱骨小头在所有位置 X 线片上对线，因为桡骨头与肱骨小头对线破坏提示桡骨头脱位。

分型

- Mason 分型系统。
  - * Ⅰ型：无移位的骨折（62%）（图 2.11）。
  - * Ⅱ型：有移位的骨折（20%）。

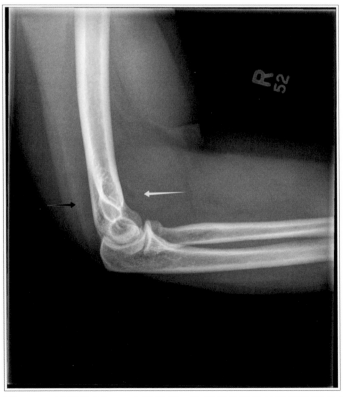

图 2.11　桡骨头 Mason Ⅰ 型骨折。注意后脂肪垫的出现和移位的前脂肪垫提示积液及隐匿性骨折。通过仔细观察，可发现桡骨头骨折。（经西北大学费因伯格医学院急诊科授权使用。）

* Ⅲ型:累及整个桡骨头的粉碎性骨折(18%)。
* Ⅳ型:合并肘关节脱位的桡骨头骨折。

治疗

- 急诊室治疗。
  * 充分镇痛。
  * 无移位的骨折(Ⅰ型)。
    - 在急诊室将前臂置于吊带或后托石膏内。
    - 早期活动。
    - 2日内活动表明预后较好,活动范围增大且功能恢复。
    - 转诊至骨科专家。
  * Mason Ⅱ型和Ⅲ型骨折。
    - 放置后托夹板。
    - 早期转诊至骨科。
      ⊙移位小的 Mason Ⅱ型骨折可保守治疗并早期活动。
      ⊙有移位的(>2cm 或成角 >30°)或粉碎性骨折通常应考虑手术修复。
- 长期治疗。
  * 无移位的骨折。
    - 早期活动。
    - 功能支具。
    - 物理治疗。
  * 有移位的和粉碎性骨折。
    - 解剖复位和稳定内固定形成的机械稳定性可减少远期并发症。
    - 大多数病例优先采用切开复位内固定。

预后

- 通常在 6~8 周达到骨性愈合。
- 无移位的骨折预后良好。
- 肘关节僵硬和完全伸直受限是桡骨头骨折最常见的并发症。

* 更常见于有移位或粉碎性骨折。

参考文献

Beaty JH. Humeral shaft fractures. In: *Orthopaedic Knowledge Update*. Rosemont,IL: American Academy of OrthopaedicSurgeons. 1999; pp. 278-86.

Bek D, Yildiz C, Kose O, Sehirlioglu A,Basbozkurt M. Pronation versus supinationmaneuvers for the reduction of "pulledelbow": a randomized clinical trial. *Eur J Emerg Med*. 2009;16(3):135-8.

Bertelli JA, Ghizoni MF. Nerve root grafting and distal nerve transfers for C5–C6 brachial plexus injuries. *J Hand Surg Am*. 2010;35(5): 769-75.

Birch R. Injuries to the brachial plexus. *Neurosurg Clin North Am*. 2001; 12:285.

Black WS, Becker JA. Common forearm fractures in adults. *Am Fam Physician*. 2009;80(10):1096-102.

Brody, Jane E. "Injections to Kick-Start Tissue Repair". *New York Times*. Retrieved 2012-06-18. "Prolotherapy involves a series of injections designed to produce inflammation in the injured tissue".

Carter SJ, Germann CA, Dacus AA, Sweeney TW, Perron AD. Orthopedic pitfalls in the ED: neurovascular injury associated with posterior elbow dislocations. *Am J Emerg Med*. 2010;28(8):960-5.

Clough TM, Bale RS. Bilateral posterior shoulder dislocation: the importance of the axillary radiographic view. *Eur J Emerg Med*.2001;8(2): 161-3.

Cole PA Scapular fractures. *Orthop Clin North Am*. 2002;33:1.

Ferrera PC, Wheeling HM. Sternoclavicular joint injuries. *Am J Emerg Med*. 2000;18:58.

Foster RJ, Dixon GL Jr, Bach AW, et al. Internal fixation of fractures and non-unions of the humeral shaft: indications and results in a multi-center study. *J Bone Joint Surg Am*. 1985;67(6):857-64.

Garg, R, Adamson GJ, Dawson PA, Shankwiler JA, Pink MM. A prospective randomized study comparing a forearm strap brace versus a wrist splint for the treatment of lateral epicondylitis. *J Shoulder Elbow Surg*. 2010:19(4):508-12.

Hartsock LA. Humeral shaft fractures. In: Levine AM, ed. *Orthopaedic Knowledge Update, Trauma*. Rosemont, IL: American Academy of Orthopaedic Surgeons. 1999; pp. 23-32.

Hildebrand KA, Patterson SD, King GJ. Acute elbow dislocations: simple and complex. *Orthop Clin North Am*. 1999;30(1):63-79.

Kohn HS. Prevention and treatment of elbow injuries in golf. *Clin Sports Med*. 1996:15 (1):65-83.

Kontakis G, Koutras C, Tosounidis T, Giannoudis P. Early management of proximal humeral fractures with hemiarthroplasty: a systematic review. *J Bone Joint Surg Br*. Nov 2008;90(11):1407-13.

Lefevre-Colau MM, Babinet A, Fayad F, et al. Immediate mobilization compared with conventional immobilization for the impacted nonoperatively treated proximal humerus fracture: a randomized controlled trial. *J Bone Joint Surg Am*. 2007:89(12):2582-90.

MacDonald PB, Lapionte P. Acromioclavicular and sternoclavicular injuries. *Orthop Clin North Am*. 2008;39:535-45.

Macias CG, Bothner J, Wiebe R. A comparison of supination/flexion to hyperpronation in the reduction of radial head subluxations. *Pediatrics*. 1998;102(1): e10.

Malik S, Chiampas G, Leonard H. Emergent evaluation of injuries to the shoulder, clavicle and humerus. *Emerg Med Clin North Am*. 2010;28(4): 739-63.

Marinelli M, de Palma L. The external rotation method for reduction of acute anterior shoulder dislocations. *J Orthop Traumatol*. 2009;10(1): 17-20.

Mason ML. Some observations on fractures of the head of the radius with a review of one hundred cases. *Br J Surg*. 1954;42:123-32.

McCabe MP, Savoie FH 3rd. Simple elbow dislocations: evaluation, management, and outcomes. *Phys Sportsmed*. 2012;40(1):62-71.

Morrey BF. Radial head fracture. In: *The Elbow and Its Disorders*. 3rd edn. Philadelphia, PA: Saunders. 2000.

Neal S, Fields KB. Peripheral nerve entrapment and injury in the upper extremity. *Am Fam Physician*. 2010;81(2):147-55.

Neer CS 2nd. Displaced proximal humerus fractures. I. Classification and evaluation. *J Bone Joint Surg Am*. 1970;52(6):1077-89.

Paschos NK, Mitsionis GL, Vasiliadis HS, Georgoulis AD. Comparison of early mobilization protocols in radial head fractures. A prospective randomized controlled study. The effect of fracture characteristics on outcome. *J Orthop Trauma*. 2012. E-publication ahead of print.

Plancher KD, Halbrecht J, Lourie GM. Medial and lateral epicondylitis in the athlete.

Clin Sports Med. 1996;15(2):283-305.

Robinson CM, Jenkins PJ, Markham PE, et al. Disorders of the sternoclavicular joint. *J Bone Joint Surg Br.* 2008;90(6):685-96.

Robinson CM, Shur N, Sharpe T, Ray A, Murray IR. Injuries associated with traumatic anterior glenohumeral dislocations. *J Bone Joint Surg Am.* 2012;94(1):4.

Stayner LR, Cummings J, Andersen J, Jobe CM. Shoulder dislocations in patients older than 40 years of age. *Orthop Clin North Am.* 2000;31(2); 231-9.

Terzis J, Papakonstantinou K. The surgical treatment of brachial plexus injuries in adults. *Plast Reconstr Surg.* 2000;106:1097.

Thompson DA, Flynn TC, Miller PW, Fischer RP. The significance of scapular fractures. *J Trauma.* 1985;25(10):974-7.

Ufberg JW, Vilke GM, Chan TC, et al. Anterior shoulder dislocations: beyond traction–countertraction. *J Emerg Med.* 2004;27(3):301-6.

Zlodowski M, Bhandari M, Zelle BA, Kregor PJ, Cole PA. Treatment of capular fractures: systematic review of 520 fractures in 22 case series. *J Orthop Trauma.* 2006;20(3):230-3.

Zlowodzki M, Zelle BA, Cole PA, et al. Evidence-Based Orthopaedic Trauma Working Group: Treatment of acute mid-shaft clavicle fractures: systematic review of 2144 fractures; on behalf of the Evidence-Based Orthopaedic Trauma Working Group. *J Orthop Trauma.* 2005;19:504-7.

骨盆急症

Michael C.Bond

骨盆骨折

要点

- 骨盆骨折占所有骨折的 3%,并且发病率和死亡率都相当高。
- 高能量骨盆骨折的死亡率为 10%~20%。
- 骨盆骨折可导致明显出血和大量失血(多达 4 L)。
  - * 骨盆骨折的患者约有 50% 需要接受输血治疗。
  - * 无移位的骨折不会造成大量失血,因此如果此类损伤的患者出现低血压,需要查找另一处更为严重的损伤。
- 20% 的骨盆骨折患者合并神经损伤。
  - * 与神经损伤密切相关的是髋臼骨折和骶髂关节骨折。
  - * 骶孔内侧的骨折中 57% 合并神经损伤。
- 骨盆在解剖上为环状,典型的骨折在环上会出现两处断裂。这可以包括两处骨折,或一处骨折合并一处脱位。

解剖

- 骨盆由髂骨、耻骨,以及两侧的髂骨形成的髋骨组成,前方与耻骨联合连接,后方与骶骨连接。
- 人体中最强韧的一部分韧带将髋骨和骶骨牢固地连接起来。这些韧带的断裂会影响正常负重。
- 强韧的耻骨间韧带将耻骨联合稳定在合适的位置。这些韧带的断裂可导致"书籍打开"样骨盆。

体征

- Destot 征：在腹股沟韧带上方或阴囊内的浅表血肿。
- Earle 征：较大的血肿、异常骨突起，或在肛诊时有骨折线压痛感。
- Roux 征：影像学征象，即测量大转子到耻骨棘时，出现一侧距离减小。

体格检查

- 应脱去患者的衣物，以便检查瘀斑、裂伤、畸形或肿胀。
- 应注意直肠和阴茎 / 阴道，以确保不会存在出血，出血可能意味着有更多严重损伤。
- 骨盆的不稳定常可在查体时发现，一旦发现骨盆不稳定，不应再次查体，因为这样会增加骨折断端或血肿的出血风险。
- 在两侧髂骨翼上施加向内和向外的压力可检查骨盆是否稳定。
- 垂直方向的不稳定检查可通过腿部牵引和施加轴向负荷，同时一只手触诊同侧髂骨翼完成。
- 应检查会阴部和两腿的感觉功能，因为骶骨骨折可引起神经损伤，并且髋臼骨折与坐骨神经损伤相关。
- 应获取影像学资料。
  * X 线片是最初发现有移位骨盆骨折的有效检查。
  * CT 检查可用于无移位骨盆骨折，也可用于制定复杂骨盆骨折的手术方案。

分型

- 为了描述骨盆骨折，人们制订了几种分类系统。
- 最早的分类系统是由 Pennal 和 Sutherland 基于骨盆骨折的损伤机制制定的。
- 为了将损伤与血流动力学不稳定程度相关联，Burgess 和 Young 修订了 Pennal 和 Sutherland 系统。
- Burgess 和 Young 分类系统是现今最常用的分类系统之一。

* 基于损伤机制。
* 根据预测的血流动力学不稳定程度进一步细分。
* 对于未累及骨盆环的骨折没有讨论。
  – 撕脱骨折。
  – 尾骨骨折。

特异性骨盆骨折

撕脱骨折

- 机制：通常由于强有力的肌肉收缩将骨块中心从骨盆环上牵拉下来。
  * 可发生在：
    – 髂前上棘缝匠肌的止点处。
    – 髂前下棘股直肌的止点处。
    – 坐骨结节腘绳肌的止点处。

症状

- 典型症状为骨折部位疼痛和压痛。
- 患者在移动时疼痛常加重，伴有坐骨结节骨折的患者在坐下时疼痛可加重。

诊断（图 3.1）

- 常基于症状和 X 线片。
- 如果存在明显的行动功能障碍，可能需行 CT 检查以排除更严重的骨折。

治疗

- 通常采用非手术治疗，目的在于控制症状。
- 髂前上棘骨折：
  * 卧床休息 3~4 周，保持髋关节屈曲和外展。

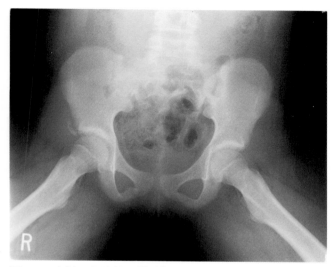

图 3.1 右侧可见髂前下棘的撕脱骨折。髂前下棘为股直肌止点。(经 Michael C. Bond 授权使用。)

　　* 完全恢复需要 8 周以上。
- 髂前下棘骨折:
　　* 卧床休息 3~4 周, 保持髋关节屈曲但不外展。
- 坐骨结节骨折:
　　* 卧床休息并将大腿伸直、外旋、轻度外展。
　　* 坐下时可用"甜甜圈状"的枕头辅助。
- 所有患者均可用镇痛药止痛。
　　* 布洛芬 800 mg 口服, 根据需要每 6~8 小时 1 次。
　　* 萘普生 500 mg 口服, 根据需要每 6~8 小时 1 次。
　　* 羟考酮 / 对乙酰氨基酚 5/325 mg; 对于严重疼痛者每 4~6 小时 1 次, 1 次 1~2 片。
　　* 氢可酮 / 对乙酰氨基酚 5/325 mg; 对于严重疼痛者每 4~6 小时 1 次, 1 次 1~2 片。

无移位骨盆骨折

耻骨支骨折

机制

- 涉及单纯一侧耻骨支的骨折,老年人常由于摔倒引起,年轻人常由于内收肌或腘绳肌持续的张力/压力导致起点处骨折。
- 双侧耻骨支骨折常由于直接创伤引起(即水平或压缩暴力)。

症状

- 老年患者常主诉摔倒后腹股沟持续性疼痛,在年轻患者中发病较为隐匿。
- 当深触诊或行走/跑动时疼痛常加剧。
- 外侧的压缩暴力常加剧双侧耻骨支骨折。

诊断

- 耻骨支触痛。
- X 线片(骨盆正位)常足以做出诊断。
- 可能需行骨盆三维重建 CT 用于排除更严重的损伤,尤其是骶髂关节存在压痛时。

治疗

- 单侧耻骨支骨折(图 3.2)。
  - * 对症治疗。
    - 根据需要应用非甾体抗炎药(NSAID)或麻醉药控制疼痛。
    - 8~12 周内根据忍耐限度负重。患者可用拐杖来减轻负重(即挂拐行走)。
- 双侧耻骨支骨折通常是稳定的,但仍应尽早转诊至骨科,因其一旦存

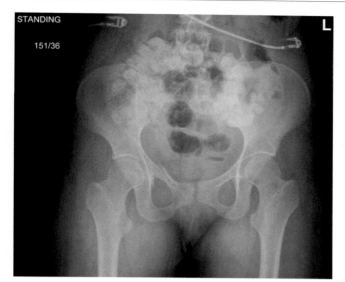

图 3.2　右侧耻骨上支骨折。(经 Michael C.Bond 授权使用。)

在后骨盆损伤，就可能需手术修复。

* 对症治疗：

　－ 根据需要应用 NSAID 或麻醉药控制疼痛。

　－ 8~12 周内根据忍耐限度负重。患者可用拐杖来限制负重（即拄拐行走）。

· 骑跨骨折是一种两侧均通过耻骨双支的骨折，当从高处摔落并且会阴部着地时，可发生此类骨折。图 3.3 显示了此类型骨折。

坐骨骨折

机制

· 典型的骨折由于摔倒时臀部着地引起。可与腰椎和胸椎骨折同时发生。

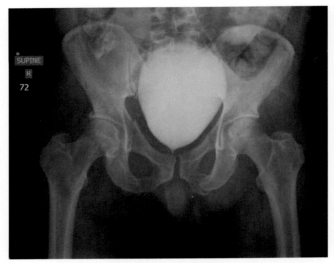

图 3.3　骑跨骨折。可见双侧耻骨双支骨折。(经 Michael C.Bond 授权使用。)

症状

- 患者常主诉臀部疼痛,在深触诊或腘绳肌收缩时疼痛加重。

诊断

- 坐骨体触痛。
- X 线片(骨盆正位)常足以做出诊断。
- 可能需行骨盆三维重建 CT,用于排除更为严重的损伤。

治疗

- 对症治疗:
  - * 根据需要应用 NSAID 或麻醉药控制疼痛。
  - * 卧床休息 4~6 周并行物理治疗,以预防关节活动度下降。
  - * 使用充气坐垫(即甜甜圈状枕头)可使患者坐位时更舒适。

髂骨骨折

机制

- 髂骨翼骨折：由内侧作用于髂骨翼的直接暴力引起。由于引起此类骨折需要极高的能量，急诊医师应确定是否合并其他损伤。例如：
  * 髋臼骨折。
  * 实质和空腔脏器损伤。
  * 胸部损伤。
- 髂骨体骨折常由将髂骨向后内侧推动的直接暴力引起。

症状

- 髂骨翼骨折：患者常主诉髂骨翼疼痛，这种疼痛在触诊、行走或髋部外展肌用力时加剧。
- 髂骨体骨折：患者在后骨盆近骶骨位置存在压痛，并且直腿抬高和前外侧压缩应力常可使疼痛加剧。

诊断

- 髂骨翼或髂骨体压痛。疼痛在压缩或牵引时加剧。
- X 线片（骨盆正位）常足以做出诊断。斜位片有助于更好地显示骨折。
- 可能需行骨盆三维重建 CT，用于排除更为严重的损伤。

治疗

- 髂骨翼骨折。
  * 对症治疗：
    - 根据需要应用 NSAID 或麻醉药控制疼痛。
    - 卧床休息 4~6 周或直到髋部外展肌用力时不再疼痛为止。
- 髂骨体骨折。
  * 尽早转诊至骨科。

* 对症治疗:
  - 根据需要应用 NSAID 或麻醉药以控制疼痛。
  - 骨盆吊带或腰带有助于为患者提供舒适和稳定性。
  - 卧床休息,经骨科治疗后逐步拄拐行走。
  - 通常需 3~4 个月恢复至基线水平。

骶骨骨折

机制

- 水平骨折由于直接暴力作用于骶骨或患者摔倒时以坐姿着地。
- 垂直骨折由于前方暴力作用于骨盆驱使骨盆环向后。

症状

- 患者常主诉骶骨疼痛,并且可能出现瘀斑。患者常在肛查压力作用于骶骨时感到疼痛加剧。外侧和前方压缩力作用于骨盆时可使疼痛加剧。如果骶神经出骶孔处受压,患者可有感觉缺失或神经功能障碍。

诊断

- 骶骨触痛。需行直肠指诊确保不存在直肠裂伤,即骨折为非开放性。
- X 线片(骨盆正位)常足以做出诊断。如果未显示骨折,可行骨盆出口正位片。
- 可能需行骨盆三维重建 CT,用于排除更为严重的损伤。

治疗

- 垂直骨折应尽早转诊至骨科,因其损伤神经的风险较高。
  * 垂直骨折也可用骨盆包扎带 / 腰带治疗。
- 伴有任何神经功能障碍的骨盆骨折,需立即转诊至骨科,尽可能行手术修复。
- 对症治疗:

* 根据需要应用 NSAID 或麻醉药控制疼痛。
* 卧床休息,逐步恢复到可以忍受的情况下扶拐行走。
* 应用充气坐垫可使患者更为舒适。
- 开放性骨折需立即应用抗生素,并请骨科会诊。

尾骨骨折

机制

- 常由摔倒时以坐姿着地引起。

症状

- 患者主诉臀部近肛门部位疼痛。患者肠蠕动时或尝试坐下时可能出现肛尾肌痉挛。

诊断

- 尾骨触痛,直肠指诊触及尾骨时疼痛。必须行直肠指诊除外直肠裂伤。
- X 线片(骨盆正位和尾骨侧位)常足以做出诊断。
- 可能需行骨盆三维重建 CT,用于排除更为严重的损伤。

治疗

- 对症治疗:
  * 根据需要应用 NSAID 或麻醉药控制疼痛。
  * 根据需要卧床休息。
  * 应用充气坐垫可使患者更为舒适。
  * 应用大便软化剂以预防肠蠕动时的损伤。

移位骨盆骨折

机制

- 如表 3.1 所示,根据骨折类型,损伤机制是不同的。所有这些骨折均为高能量暴力导致,并可与其他严重损伤相关。

表 3.1　Burgess 和 Young 骨盆环损伤分类系统

侧方压缩骨折(LC)

LC1:耻骨支骨折(横向)合并同侧骶骨压缩

LC2:耻骨支骨折(横向)合并髂骨翼骨折

LC3:耻骨支骨折(横向)合并对侧"书籍打开"样损伤

前后方压缩骨折(APC)

APC1:耻骨联合分离(1~2 cm)伴后方韧带正常

APC2:耻骨联合分离或耻骨支骨折(垂直)伴 S1 关节前方断裂

APC3:耻骨联合分离或耻骨支骨折(垂直)伴 S1 关节完全断裂

垂直剪切骨折(VS)

耻骨联合分离或耻骨支骨折伴 S1 关节完全断裂,髂骨翼,或骶骨(伴纵向移位)

联合机械应力骨折(CM)

合并其他损伤类型(LC/VS 或 LC/APC)。

症状

- 患者主诉骨盆疼痛和压痛,可有明显畸形(如"开书"样骨盆)、低血压,甚至有些患者可出现两腿长度不等。
- 因其他相关损伤可转移患者对此类损伤的注意力,所以查体时需格外认真。

诊断

- 当外侧、内侧或前方压缩力作用于骨盆时,可发现骨盆触痛或骨盆不稳定。

- X 线片（骨盆正位）可做出诊断。
  - * 图 3.4：前后方压缩骨折分 3 种类型。

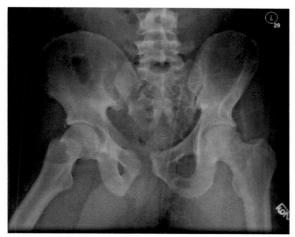

A

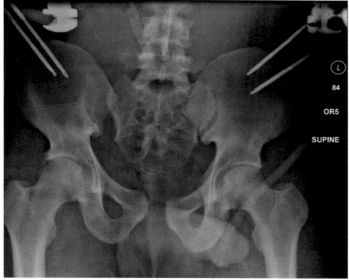

B

图 3.4 前后方压缩骨折的 3 种类型。（A）显示伴有耻骨联合分离的原始"开书"样骨折类型，并且骨折线穿过骶髂关节。（B）显示应用外固定架稳定骨盆。（待续）

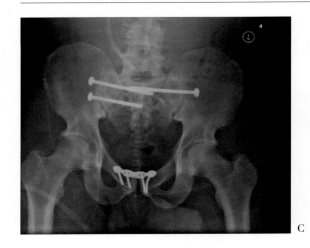

图 3.4（续）（C）显示患者行切开复位内固定术后，骶髂关节和耻骨联合稳定。（经 Michael C. Bond 授权使用。）

C

* 图 3.5：侧方压缩骨折。
* 常需行骨盆三维重建 CT，排除继发损伤并制定手术方案。

治疗

* 立即请骨科会诊。
* 应用骨盆带、床单或外固定架将骨盆腔恢复至其正常大小。
  * 应用骨盆带时遵循制造商的使用说明。
  * 床单的放置：
    - 取一条长床单并将它置于患者后方坐骨翼水平。
    - 两个人分别抓住离他们最远的床单末端。
    - 随后两人将对侧床单末端拉向己侧，直至骨盆缩小。
    - 复位完成即不存在明显的畸形并且骨盆包裹带外观正常。
    - 最后将床单边缘拧在一起并打结，防止床单松弛。
    - 这项操作对于减少骨盆出血有重要作用。
  * 需除外其他相关损伤：
    - 尿道、阴道和直肠损伤。
    - 腹部或胸部损伤。

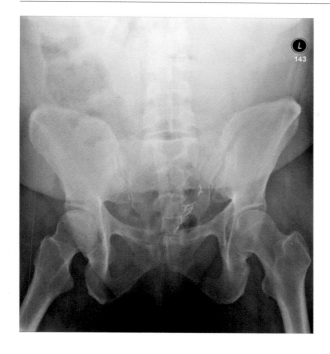

图 3.5 侧方压缩骨折,伴有左侧髂骨翼、骶骨和下方耻骨联合骨折。(经 Michael C.Bond 授权使用。)

- 下肢骨折。
* 对症治疗:
  - 根据需要应用麻醉药控制疼痛。
  - 卧床休息。

髋臼骨折

解剖

- 髋臼由 4 部分构成。
  * 前柱:从髂嵴到耻骨联合,并且包含前壁。
  * 后柱:从坐骨切迹到坐骨结节,并且包含后壁。
  * 前壁。
  * 后壁。

- 后柱骨折更为常见,并常伴髋关节后脱位。

机制

- 高能量创伤所致。
- 内侧的直接暴力可驱使股骨头进入髋臼并造成髋臼骨折。
  * 如果承受暴力时股骨内旋,后柱可发生骨折。
  * 如果承受暴力时股骨外旋,前柱可发生骨折。
- 当髋关节屈曲时,作用于膝关节的冲击力可驱使股骨进入髋臼引起髋臼横向骨折或后柱骨折。

症状

- 患者主诉骨盆近髋关节处疼痛和压痛,可出现下肢长度缩短,并且负重时疼痛加剧。
- 可合并血管和神经损伤。

诊断

- 骨盆和髋关节触痛可明确诊断。
- X 线片(骨盆正位和 Judet 位)可做出诊断(图 3.6)。
  * 80% 的关节内骨折在 X 线片无法发现。
- 常需行骨盆三维 CT 重建,以全面评估骨折并辅助制订手术方案。

治疗

- 立即请骨科会诊。
  * 患者需接受手术修复,如果:
    - 股骨头半脱位。
    - 骨折断端移位大于 2 mm。
  * 非手术治疗可从卧床休息逐渐过渡至负重。
    - 早期制动是最初目标。
- 需除外相关损伤:
  * 血管。

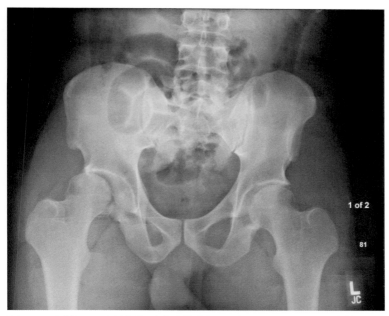

图 3.6　右侧可见后脱位伴后壁边缘骨折。(经 Michael C.Bond 授权使用。)

- * 内脏。
- * 神经：10%~13% 的病例可见坐骨神经损伤。
- 对症治疗：
- * 根据需要应用麻醉药镇痛。

髋关节骨折

解剖

- 髋关节是股骨近端和骨盆髋臼组成的关节。
- 关节的完整性包括：
- * 附着于髋臼和股骨颈的关节囊。
- * 3 个韧带加固关节囊。

- 髂股韧带——位于前方且为 3 个韧带中最强韧的。
- 耻股韧带——位于下方。
- 坐股韧带——后方韧带且为 3 个韧带中最宽的。
* 圆韧带——附着于股骨头至髋臼中心。
- 股骨近端的血供有限，包含 3 个来源。
* 旋股动脉和支持带动脉：此血供的中断常导致股骨头缺血性坏死。
* 髓内血管。
* 圆韧带血管。

骨折分型

- 5 种主要类型和 2 种亚型。
* 关节内骨折：
- 股骨头骨折。
- 股骨颈骨折。
* 关节外骨折：
- 股骨粗隆间骨折。
- 股骨转子骨折。
- 股骨转子下骨折。

股骨头骨折

- 被描述为单个骨折片或粉碎性骨折（多个骨折片）。

机制

- 单个骨折片骨折常由于关节脱位导致。
- 粉碎性骨折常由于高能量直接创伤导致。

症状

- 患者主诉髋关节疼痛和压痛，并于负重时加剧。

诊断

- 骨盆和髋关节触痛可明确诊断。
- X 线片 [骨盆正位和髋关节位（斜位和侧位）] 可做出诊断。
- 股骨 CT 或 MRI 用于发现隐匿性骨折（发生率约为 5%），尤其对于急诊医师高度怀疑存在隐匿性骨折但初始的影像学资料无法做出诊断的患者。

治疗

- 骨科会诊：
  * 粉碎性骨折常需行关节置换术。
  * 简单骨折可通过卧床休息和制动治疗。
- 所有患者均应卧床休息并且髋关节制动。
- 关节脱位应行复位。
- 对症治疗：
  * 根据需要应用麻醉药镇痛。

股骨颈骨折

注意：股骨颈骨折发生缺血性坏死的风险很高。

机制

- 更常见于患有骨质疏松症的老年患者，此类患者发生骨折可不伴有外伤史。
- 在年轻患者中骨折多由于高能量创伤所致。

症状

- 当患者发生压缩性骨折时，他们可能曾经摔倒，或者仅主诉大腿或膝关节疼痛。
- 患者主诉髋关节疼痛和压痛，并且在负重或关节活动时加剧。

分型系统

- Garden 系统为基于正位片上骨折的移位程度进行的分型。
  - ＊ Ⅰ型——不完全或压缩性骨折。
  - ＊ Ⅱ型——完全骨折,但没有移位。
  - ＊ Ⅲ型——完全骨折,部分移位或成角骨折。
  - ＊ Ⅳ型——完全骨折,完全移位。
- Ⅰ型和Ⅱ型骨折可描述为无移位骨折,Ⅲ型和Ⅳ型骨折可描述为有移位骨折。

诊断

- X 线片 [骨盆正位和髋关节位(斜位和侧位)] 可做出诊断(图 3.7)。
- 股骨 CT 或 MRI 用于发现隐匿性骨折(发生率约为 5%),尤其对于急诊医师高度怀疑存在隐匿性骨折但初始的影像学资料无法做出诊断的患者。

治疗

- 骨科会诊:
  - ＊ 手术治疗可改善预后。
    - – 手术治疗——10% 死亡率。
    - – 支持治疗伴卧床休息——60% 死亡率。
  - ＊ 有移位骨折常需立即行手术修复或复位,从而降低发生股骨头缺血性坏死的风险。
  - ＊ 无移位骨折常需行手术修复,不过相比前者无须紧急手术。
- 所有患者均应卧床休息并且髋关节制动。
- 对症治疗:
  - ＊ 根据需要应用麻醉药镇痛。
  - ＊ 老年患者考虑应用股神经阻滞,麻醉药会对老年患者产生更强的镇静作用。

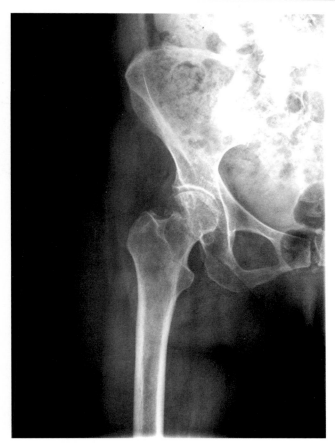

图 3.7　右侧头下型股骨颈骨折。(经 Michael C.Bond 授权使用。)

股骨粗隆间骨折

概述

- 最常见的股骨近端骨折。
- 分型。
  * 稳定型：单纯骨折线穿过皮质不伴任何移位。
  * 不稳定型：多个骨折线或粉碎性骨折伴有移位。

机制

- 大多数患者由直接创伤导致，摔倒时髋关节着地，尤其是大转子着地。
- 间接创伤（如作用于股骨或膝关节的创伤）可由股骨干向上传导并引起骨折。

症状

- 患者有摔倒病史并主诉髋关节疼痛。
- 患侧下肢长度常缩短并外旋。

诊断

- X 线片 [骨盆正位和髋关节位（斜位和侧位）] 可做出诊断（图 3.8）。
- 股骨 CT 或 MRI 用于发现隐匿性骨折（发生率约为 5%），尤其对于急诊医师高度怀疑存在隐匿性骨折但初始的影像学资料无法做出诊断的患者。

治疗

- 骨科会诊行手术修复。
- 所有患者均需卧床休息。
- 对症治疗。
- 根据需要应用麻醉药镇痛。

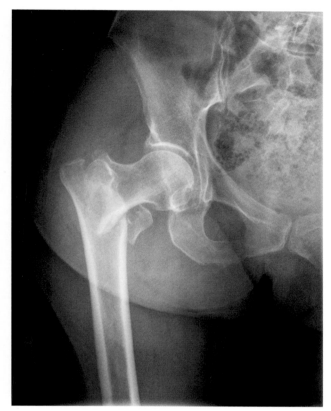

图 3.8 股骨粗隆间骨折。(经 Michael C.Bond 授权使用。)

- 老年患者考虑应用股神经阻滞,麻醉药会产生更强的镇静作用。

股骨转子骨折

概述

- 不常见。
- 分型:
  * 有移位骨折。

* 无移位骨折。

机制

- 大多由直接创伤导致,如摔倒时髋关节着地。
- 也可由肌肉强力收缩,一侧转子从股骨上撕脱所致。
- 小转子骨折常为病理性的,并且应及时对骨折的诱因做进一步评估。

症状

- 患者常主诉髋关节和大腿疼痛,疼痛常在髋关节外展时(大转子)或屈曲旋转时(小转子)加剧。

诊断

- X 线片(骨盆正位和髋关节位)。应获取髋关节内旋和外旋位片从而全面评估转子情况。
- 股骨 CT 或 MRI 用于发现隐匿性骨折(发生率约为 5%),尤其对于急诊医师高度怀疑存在隐匿性骨折但初始的影像学资料无法做出诊断的患者。

治疗

- 骨科会诊。
  - * 有移位骨折需行手术修复。常规指南包括:
    - 大转子骨折移位超过 1 cm。
    - 小转子骨折移位超过 2 cm。
  - * 无移位骨折行对症治疗,在承受的限度内拄拐行走。
- 对症治疗:
  - * 根据需要应用麻醉药镇痛。

转子下骨折

概述

- 所有距离小转子 5 cm 以内的骨折。

机制

- 在老年患者中,这类骨折通常由于旋转暴力摔伤所致。
- 在年轻患者中,这类骨折常继发于高能量创伤。

症状

- 患者可出现疼痛,髋关节和大腿肿胀。
- 负重时疼痛加剧。
- 在年轻患者中,可同时伴有踝关节、膝关节和腿部损伤。

诊断

- X 线片(骨盆正位、髋关节位和股骨全长)可做出诊断(图 3.9)。
- 此类骨折极少使用股骨 CT 或 MRI。

治疗

- 骨科会诊制订手术方案。
- 所有患者均需卧床休息。
- 患肢应用夹板或牵引制动。
- 对症治疗:
  * 根据需要应用麻醉药镇痛。
  * 老年患者考虑应用股神经阻滞,麻醉药会产生更强的镇静作用。

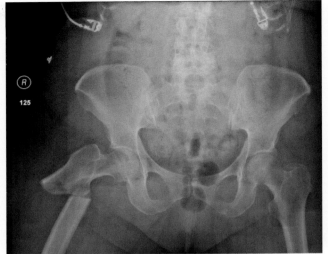

图 3.9　股骨转子下骨折。(经 Michael C.Bond 授权使用。)

髋关节脱位

概述

- 约占所有关节脱位的 5%。
- 后脱位为最常见的脱位,占全部髋关节脱位的 90%~95%。
- 前脱位为第二常见的脱位。
- 下脱位极为罕见,但也有文献报道。

髋关节后脱位分型

- Ⅰ 型——单纯脱位不伴骨折。
- Ⅱ 型——脱位伴髋臼环骨折,在复位后是稳定的。
- Ⅲ 型——脱位伴不稳定或粉碎性骨折。
- Ⅳ 型——脱位伴股骨头或股骨颈骨折。

机制

- 大多数原发髋关节脱位继发于高能量创伤。
- 大多数脱位继发于髋关节屈曲时作用于膝关节上的暴力,该暴力沿着股骨传导,并将股骨头推出髋臼。
- 低能量创伤可导致年轻患者或佩戴髋关节假体患者的髋关节脱位。

症状

- 患者常主诉髋关节疼痛,疼痛会随负重和关节活动加剧。
- 患肢常短缩、内旋,以及髋关节内收。
- 可能在臀部触及股骨头。

诊断

- X 线片(骨盆正位和髋关节位)常足以做出明确诊断(图 3.10)。
- 如果怀疑存在隐匿性骨折,可行骨盆和髋关节 CT 或 MRI。
  - * 如果怀疑存在股骨颈骨折,应在尝试闭合复位前明确诊断。闭合

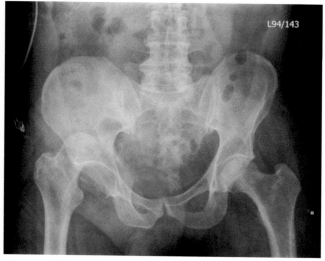

图 3.10　髋关节后脱位伴后壁骨折。(经 Michael C.Bond 授权使用。)

手法复位会增加股骨颈骨折患者血供中断的风险,并增加股骨头缺血性坏死的发生率。

- 相关损伤:
  * 股骨头骨折。
  * 髋臼骨折。
  * 股骨颈骨折。
  * 股骨头缺血性坏死。
  * 坐骨神经损伤。
  * 同侧膝关节损伤。
  * 血管损伤,很少伴发于髋关节后脱位,但可伴发于髋关节前脱位。

治疗

- 应在 6 小时内复位,从而减少发生股骨头缺血性坏死的风险。
- 脱位伴骨折的患者应请骨科紧急会诊评估,决定是否需要在手术室行开放复位。
- 所有患者均应卧床休息。
- 复位技巧(详见第 9 章"骨科急诊操作")。
- 对症治疗:
  * 根据需要应用麻醉药镇痛。
  * 老年患者考虑应用股神经阻滞,麻醉药会产生更强的镇静作用。

股骨骨折

概述

- 股骨干骨折行卧床休息保守治疗的死亡率高达 50%。目前的治疗方案主要为手术,死亡率会大大降低。
- 股骨干的血供极为丰富,因此骨折往往会极好愈合。
- 基于手术治疗的股骨干骨折的分类:
  * 螺旋形、横行和斜形骨折。

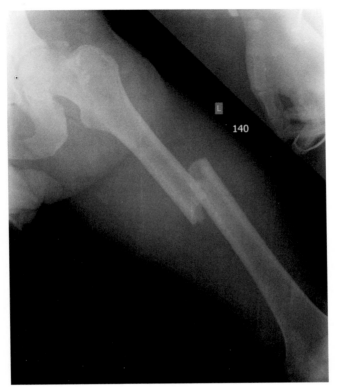

图 3.11　股骨干中段骨折,伴断端两侧皮质完全分离。(经 Michael C.Bond 授权使用。)

* 粉碎性骨折。基于骨折片的大小和骨折粉碎的程度进一步分为 4 型:
  - Ⅰ型——较小或无粉碎。
  - Ⅱ型——骨折片大小为股骨干宽度的 25%~50%。
  - Ⅲ型——大蝶形骨折片(大于 50%)。
  - Ⅳ型——粉碎性骨折伴骨折断端两侧皮质完全分离(图 3.11 和图 3.12)。

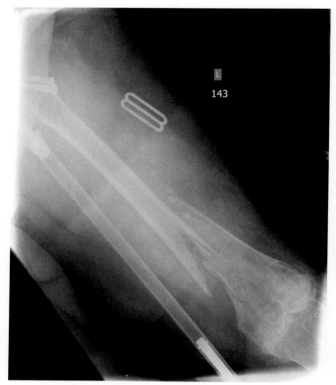

图 3.12　股骨粉碎性骨折的斜位片,可同时看到牵引杆。(经 Michael C.Bond 授权使用。)

* 开放性骨折。

机制

- 由高能量创伤所致,如机动车相撞、摔伤、直接暴力作用或枪击伤。
- 1~5 岁儿童的股骨干骨折高达 35%。

症状

- 患者主诉大腿疼痛,并可能伴有患肢短缩、旋转畸形。

- 可能观察到瘀斑。
- 股骨干骨折可导致大量失血（1~1.5 L），因此低血压患者应积极接受静脉输液及输血治疗。

诊断

- X 线片（股骨正侧位片）常足以做出明确诊断。
  * 可以考虑增加髋关节、膝关节和骨盆 X 线片，以除外其他骨折／脱位。
- 相关损伤：
  * 动脉损伤。
  * 神经损伤。
  * 髋关节、膝关节或骨盆骨继发性损伤。

治疗

- 骨科会诊行手术修复。
- 患肢制动。最初可能要牵引以使患肢恢复到合适的长度，并将两侧骨折断端对齐。
  * 单独牵引和制动可使疼痛明显缓解，并防止强有力的股四头肌痉挛。
- 对症治疗：
  * 根据需要应用麻醉药镇痛。
  * 可考虑行股神经阻滞。
- 对于开放性骨折：
  * 清洗皮肤。
  * 将伤口适当包扎。
  * 注射破伤风抗毒素
  * 预防性应用抗生素。
    - 头孢唑林 2 g 静脉注射。

滑囊炎

- 髋关节的 4 个滑囊具有重要的临床意义：
  * 转子深部滑囊——位于大转子和臀大肌肌腱止点之间。
  * 转子浅表滑囊——位于大转子和皮肤之间。
  * 髂腰肌滑囊——位于髂腰肌和髂耻隆起之间，位于髋关节囊的前表面。
  * 坐骨结节滑囊——位于坐骨粗隆的顶端。

机制

- 滑囊炎常由过度使用、过强压力或创伤导致。
- 也可由系统性炎症疾病导致，例如：
  * 脓毒症。
  * 痛风。

症状

- 转子深部滑囊炎——大转子后方局部疼痛和压痛。
  * 髋关节屈曲和内旋时疼痛加剧。
  * 可出现 Trendelenburg 征。
    - 当要求患者用患肢站立时出现阳性体征，并且骨盆向健侧下降。
    - 由抑制臀大肌引发。
- 转子浅表滑囊炎——滑囊表面疼痛和压痛，当患侧大腿极度内收时疼痛加剧。
- 髂腰肌滑囊炎——股三角外侧缘疼痛和压痛。
  * 可刺激股神经，使大腿前方产生牵涉痛。
  * 常见于髋关节反复屈曲活动的人（如舞蹈演员、足球运动员）。
  * 髋关节伸直、外展和内旋时疼痛可加剧。
  * 具有典型症状的患者常保持髋关节屈曲、内收和外旋。

- 坐骨结节滑囊炎——常见于长期坐在坚硬表面的人。
  - * 坐骨结节疼痛和压痛。
  - * 疼痛可向下放射至下肢的腘绳肌,并易与神经根病相混淆。

诊断

- 临床诊断,通常无须影像学和实验室检查,除非急诊医师尝试除外其他疾病或特殊诱因(如痛风)。

治疗

- 休息。
- 热敷。
- 非甾体消炎药。
- 坐骨结节滑囊炎也可受益于使用坐垫或甜甜圈状枕头垫。
- 慢性病可考虑注射糖皮质激素,必要时可行滑囊切除手术治疗。

膝关节与腿部急症

第4章

Arun Sayal

膝关节损伤概述

要点

- 膝关节位于两条长骨之间,在不同的平面(轴向、前/后、内侧/外侧和旋转)中承受很大的力。
- 损伤程度从轻度软组织损伤到伴可能导致截肢的动脉损伤的脱位。
- 大多重度损伤与高能量暴力相关,但在某些特殊人群(如高龄、病态性肥胖),低能量的力也能引起重度损伤。
- 由于急诊科的观察时长和检查手段有限,一些可疑的出院诊断往往难以确诊,密切随访有助于明确诊断、监测症状及指导进一步治疗。
- 急诊膝关节评估的重要目标包括:
  * 确保正确的解剖力线。
  * 排除隐匿性膝关节脱位。
  * 排除膝关节周围的骨折。
  * 排除伸肌装置损伤。
- 急诊随访需依据临床医师的判断和当地骨科的医疗资源来决定

注意:在急诊室对患者进行评估之前,50%的膝关节脱位会自行复位。

临床表现

- 在膝关节检查中,病史往往是最重要的。我们需要关注年龄和受伤机制。
- 其他病史包括:膝关节"打软"、听见异响、伤后情况、有无肿胀及肿胀持续时间、双膝外伤史。

- 早发肿胀（2 小时以内）是由关节内出血所致，常见原因包括前交叉韧带（ACL）撕裂和骨折。
- 迟发肿胀（6~12 小时）常与炎症相关，多见于半月板损伤、关节囊过伸和其他亚重度的软组织损伤。
- 应考虑由髋部或背部引起膝关节牵涉疼痛（尤其是在大腿远端前/内侧），对这种无压痛的疼痛应寻找更近端的原因。
- 很多关键的病史因素出现在受伤数天后，急诊科医师难以提前察觉（如活动时肿胀、蹲位痛、间断交锁或异响、行走时膝关节"打软"等）。

体格检查

- 在急诊科对膝关节急性损伤者的查体往往会因急性疼痛和肿胀而无法进行。
- 系统的体格检查有助于筛查需要转诊至骨科的患者（根据诊断决定随诊时间）。
- 查体要求在检查床上进行，坐位是不合适的，另外需要显露大腿下段和膝关节。
- 常规检查对侧膝关节作为参照。
- 按照"视、触、动"顺序检查，帮助记忆膝关节体格检查要素。
- "视"。
  * 检查皮肤有无破损，以除外开放性骨折的可能性。
  * 检查力线，容易察觉膝关节或髌骨脱位（需要注意的是，很多脱位在到达急诊科之前就已经自行复位）。
  * 检查肿胀度。
    - 大量积液，膝关节内侧的"酒窝"消失。
    - 中等积液，浮髌试验阳性（一只手以拇指和食指环绕压在髌骨内、下、外侧，另一只手按压髌骨体，感受髌骨的浮动感或缓冲感，注意与健侧对照）。

- － 少量积液,液体膨出征阳性(从膝盖内侧向上挤压,然后在外侧向下挤压,寻找内侧液体"膨出")。
- "触"。
  - * 检查皮温,并寻找局部压痛点,尤其需要关注以下位置。
    - － 前方为髌骨、股四头肌远端、髌腱、胫骨结节;
    - － 内侧为股骨内侧髁、内侧膝关节线、胫骨上段内侧。
    - － 外侧为股骨外侧髁、外侧膝关节线、腓骨上段。
  - * 远端神经血管评估:任何血管受损都是骨科急症。
- "动"。
  - * 根据运动范围(主动和被动)评估膝盖能否完全伸展。
  - * 主动 / 被动直腿抬高试验,均要求在平卧位进行。
  - * 检查伸膝装置是否完好,这是整个膝关节查体的重点。
    - － 遇到可疑损伤,可让患者坐在床边,再次检查主动伸膝活动情况。
- 如前文所述,可以进行特殊测试以评估对膝关节主要韧带(前交叉、后交叉、内侧副韧带和外侧副韧带)的损伤。
  - * 前交叉韧带(ACL):Lachman 试验(屈膝 20°~30°,尝试将胫骨相对股骨前移),前方抽屉试验(屈膝 90°,尝试将胫骨相对股骨前移)。
  - * 后交叉韧带(PCL):后方抽屉试验(屈膝 90°,尝试将胫骨相对股骨后移),后方下沉征(患者仰卧屈膝,双足贴于床面,从侧方观察患膝胫骨近端向后下沉)。
  - * 内侧副韧带(MCL):外翻应力(屈膝 20°~30°,并向外侧膝关节线施加向内的力)。
  - * 外侧副韧带(LCL):内翻应力(屈膝 20°~30°,并向内侧膝关节线施加向外的力)。

注意:(1)如果在 4 个膝关节韧带中有 3 个韧带发生松弛,则应假定发生了膝关节脱位。

(2)疼痛和肿胀通常会引起肌肉痉挛,肌肉痉挛会使韧带压力测试的可靠性降低。

其他可用于急诊科的膝关节特异性检查

- **髌骨恐惧试验**: 伸膝并使股四头肌处于放松状态, 对髌骨内侧施加向外的力。当此时出现股四头肌反射性收缩或恐惧面容, 即提示半月板损伤(在膝关节急性损伤时更难进行)。
- **Apley 试验**: 屈膝 90°, 检查者通过足底沿胫骨轴向施加压力。此时外旋足引起疼痛, 即提示内侧半月板损伤; 内旋足引起疼痛, 即提示外侧半月板损伤。
- **Mcmurray 试验**: 屈膝 45°, 结合外翻应力, 外旋并伸膝后出现类似"咔嗒"声的弹响伴随疼痛表示内侧半月板撕裂; 结合内翻应力, 内旋并伸膝后出现类似"咔嗒"声的弹响伴随疼痛表明外侧半月板撕裂。
- **Thessaly 试验**: 患者以患肢屈膝 20° 站立, 以膝关节为轴, 使上身朝左右方向旋转 3 次, 当患者感觉膝关节线不适感时, 提示半月板损伤。
- **外旋拨号试验**: 用于创伤后外侧膝关节疼痛和后外侧角损伤(PLC)的检测; 患者俯卧, 在屈膝 30° 和 90° 时测试胫骨的外旋。与对侧相比外旋差异大于 10° 为阳性。

诊断性检查

- 膝关节 X 线片, 阳性率仅有 7%。
- 渥太华膝关节准则和匹兹堡膝关节准则, 有助于减少急诊科开出的 X 线片数量、缩短候诊时间和降低平均费用。匹兹堡准则的特异性更高。
- 渥太华膝关节准则: 符合下列条件之一, 需拍摄膝关节 X 线片。
  * 年龄 > 55 岁。
  * 屈膝 < 90°。
  * 单纯的髌骨压痛。
  * 腓骨头压痛。

- 匹兹堡膝关节准则:
  * 坠落或作用于膝关节的钝性撞击。
  * 年龄＜12岁或＞50岁。
  * 在急诊科测试步行能力＜4步。
- 膝关节X线片的敏感性并非100%。
- X线片容易忽略膝关节周围的隐匿性骨折。
  * 小的撕脱骨折、骨软骨损伤、髌骨骨折、无移位的胫骨平台骨折。
- 斜位片可以增加X线片敏感性。
- 髌骨轴位片可以大大提高髌骨骨折的发现率(图4.1)。

注意:面对因膝关节疼痛前来就诊的患者,遵循渥太华准则和匹兹堡准则,可以显著减少拍摄X线片的数量。

- 关节积脂血症是指在侧位X线片上可以看到脂-液面。它的存在与关节内骨折有关,即使在X线片上看不到骨折(脂肪来自骨髓)(图4.2)。
- "腓肠豆"多见于腓肌外侧头,它是一种正常变异,很少引起不适

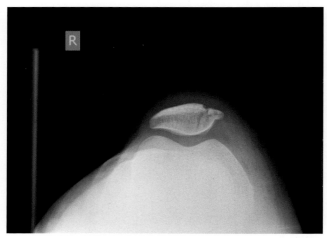

图4.1　髌骨骨折。髌骨轴位片可增加诊断髌骨骨折的敏感性。(经 Arun Sayal 医师授权,允许使用。)

症状。

- 急诊科可用到的更高级的影像学工具包括：
  * 计算机断层扫描（CT）不是急诊科的必要工具，但 CT 能更清晰地显示骨折类型，从而指导治疗。
  * 对于对线良好并且放射学阴性的急性膝关节损伤，应当依据急诊科医师的临床经验来进行处理。
  * 磁共振成像（MRI）很少用于急诊科，它常常为门诊服务。

治疗

- 针对膝关节急性损伤，急诊科往往只能给出疑似诊断，明确诊断需要后续检查的支持。
- 对于存在阳性体征但影像学阴性的膝关节急性损伤，由急诊科医师根据临床经验决定下一步治疗方案。

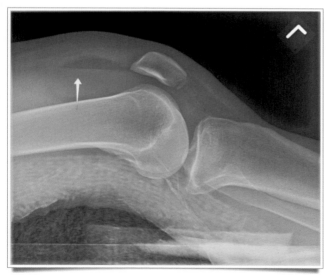

图 4.2　关节脂肪血肿。白色箭头提示"脂 – 液平面"，其中脂肪漂于上方，这一现象继发于关节内骨折。(经 Arun Sayal 医师授权，允许使用。)

- 少数情况下怀疑为膝关节脱位，应在屈膝 20°~30° 予以外固定，并立即请骨科医师会诊。
- 考虑为无移位的隐匿性骨折时，应在屈膝 30° 左右予以固定，并采取拄拐等非负重措施，并在关节外科门诊随访一段时间。条件允许的情况下，可以借助 CT 等高级检查手段进一步明确诊断。
- "软组织损伤"是一项常见诊断。对于这类患者，随访有助于明确诊断，并且通过及时调整诊疗计划来改善患者的预后。
- 对于轻度软组织损伤患者，应嘱其患肢适当负重、避免运动，并在 1 周内到保健医师处复查。
- 对于更严重的软组织损伤（如韧带及半月板损伤），急诊科应依据当地条件和会诊意见进行处理。
- 急诊策略包括密切随访，以及冷敷、加压、关节活动度（ROM）训练，在可以承受的范围内负重，需要时拄拐，仅必要时才固定。这些方案有助于降低固定导致的关节僵硬和肌肉萎缩的发生率。
- 但是，一些骨科医师可能更愿意在急诊出院时选择固定和不负重，并进行密切随访。
- 随访安排由多种因素决定，包括临时诊断、专科会诊意见、患者的运动需求、就医机会、年龄及合并症。

预后

- 急诊膝关节损伤的预后可能会有很大区别，从可以完全、迅速恢复的轻伤到可能永远无法恢复到基本功能并要进行手术治疗和（或）过早发生骨关节炎的损伤。
- 对于部分患者，可以鼓励其尽早开展关节活动度训练，同时适当的患肢负重。这与传统的外固定支持相比，能够有效降低关节僵硬和肌肉萎缩等并发症的发生。

膝关节脱位

要点

- 膝关节脱位是骨科急诊。
- 这是一种罕见的但可能造成毁灭性结果的伤害，必须由骨科专家进行诊治和随访。
- 受伤机制不一，可由高能量创伤引发（如行人受到撞击），也可由低能量创伤引发（如肥胖患者被路沿绊倒）。
- 腘动脉经过膝关节后部时，其近端和远端均被拴系；因此，任何膝关节脱位都可能造成动脉损伤（在所有脱位中发生率达 30%；在前后脱位中高达 50%）。
- 腓总神经损伤（"足下垂"）可发生在约 25% 的脱位中，尤其是在侧位脱位中较为多见。
- 急诊时动脉损伤的表现差异很大，肢体可能无脉、脉搏减弱或脉搏正常。急诊科医师必须保持高度警惕并排除膝关节脱位，这些患者需要密切监测其血管状况。
- 踝臂指数（ABI）在某些情况下可能有助于指导治疗。

临床表现

- 高能量损伤是膝关节脱位的最常见原因，如交通意外、行人受到撞击、竞技体育等（图 4.3）。
- 在病态肥胖的患者中，脱位在临床上不明显，只能在 X 线片上发现（图 4.4）。如果膝关节内侧副韧带（MCL）完全撕裂，关节积液可向内侧渗出，膝关节可能不会显得肿胀。
- 被动直腿抬高时，膝关节大幅度过伸可能表明隐匿性膝关节脱位。
- 虽然急性韧带损伤的查体敏感性较低，但急诊科医师仍应执行，以确保膝关节脱位后自动复位的患者不被漏诊。
- 如果通过急诊查体，发现膝关节 4 根韧带中有 3 根松弛，应该考虑到膝关节脱位。

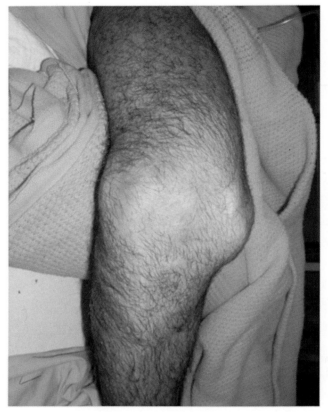

图 4.3   足球比赛导致的膝关节后脱位。(经 Arun Sayal 医师授权,允许使用。)

- 下肢远端的神经血管损伤检查包括:垂足与否、皮肤颜色、皮肤温度、末梢血运等。
- 任何时候出现的无脉体征(早发或者迟发)均需要紧急血管检查。
- 踝臂指数(ABI)可帮助预测血管并发症。
  - * ABI 是踝关节处收缩压(选择足背动脉和胫后动脉中较高的血压)与肱动脉收缩压的比值。
  - * ABI > 0.9 提示血运良好, ABI < 0.9 提示血管合并症风险,注意

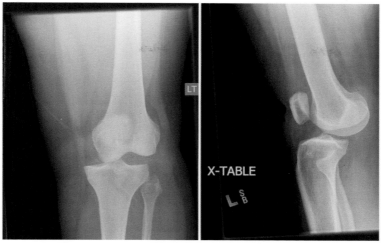

图 4.4　膝关节前内侧脱位。在一侧肥胖患者,该脱位在病史(低能量)和体格检查对线评估中都未发现。(A)前后位片。(B)侧位片。(经 Arun Sayal 医师授权,允许使用。)

可与对侧比较。

- 检查小腿有无骨筋膜室综合征(见第 8 章)。

注意:如果膝关节查体中发现 4 根韧带中有 3 根松弛,则应首先考虑膝关节脱位。

诊断性检查

- X 线片:用于明确关节是否仍存在错位 / 脱位(图 4.5)。
- 脱位自行复位后可无异常体征。
- 可能发现股骨和胫骨的骨折(含撕脱骨折)。

治疗(表 4.1)

- 所有证实或疑似膝关节脱位的患者均需转诊至骨科并住院治疗。
- 如果关节仍存在错位或脱位,应立即复位。

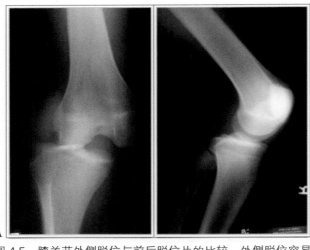

图 4.5　膝关节外侧脱位与前后脱位片的比较。外侧脱位容易导致腓神经麻痹，不常出现动脉损伤，虽然这两种损伤可以合并于任何一种膝关节脱位。（A）正位片。（B）侧位片。（经 Arun Sayal 医师授权，允许使用。）

表 4.1　膝关节脱位合并血管损伤的治疗策略

查体	后续检查	会诊科室	处置
无脉、进展性腘窝皮下血肿、肢体发冷、肢端发白	无	血管外科和骨科	手术
脉搏减弱、肢体发凉、末梢灌注减少	血管造影	血管外科和骨科	入院手术
脉搏正常、足趾温暖、末梢灌注正常	无	骨科	转院，严密监测神经血管

- 一般而言，膝关节脱位稳定性差，只需轻柔地牵引即能复位（这也是为什么大部分膝关节脱位患者到急诊科前已自行复位）。
- 偶尔也会遇到软组织嵌顿而无法复位的情况，此时需要立即请专科会诊以便切开复位。
- 复位后，需要重新检查及记录神经血管情况，并予外固定装置制动于屈膝 20°（装置最好是可佩戴的），切忌伸直位固定以免造成后半脱位。

- 复位后，应再次行影像学检查，以确保解剖学对线良好。
- 过去，所有膝关节脱位病例都要求做血管造影检查。
- 如今，血管造影并非必要项目，可以依据血管查体情况进一步选择。
- 如果出现明确的动脉损伤征象（无脉、进展性腘窝皮下血肿、肢体发冷、肢端发白等），需经血管外科和骨科会诊，并尽早安排手术。
- 如果出现可疑的动脉损伤征象（脉搏减弱、肢体发凉、末梢灌注减少等），需要会诊和血管造影检查。
- 如果没有任何动脉损伤征象（脉搏正常、足趾温暖、末梢灌注正常），应请骨科会诊并安排转诊至具有血管外科的机构继续治疗，此后还应严密监测神经血管。
- 若存在骨筋膜室综合征应立即转诊行筋膜切开术。

注意：膝关节脱位在临床并不多见，但容易漏诊（尤其是膝关节已经自行复位的），急诊科医师遇到膝关节明显损伤的患者，应该警惕这种情况的可能。

预后

- 膝关节脱位是一种潜在的破坏性极大的损伤。
- 血管并发症更常见于前后位脱位。
- 神经麻痹更常见于侧方脱位。
- 神经血管并发症可以发生于任何方向的脱位。
- 截肢率依据缺血时间而定：< 8 h 截肢率为 15%，> 8 h 截肢率为 80%。
- 约 1/4 可合并腓神经损伤，大多数为永久性的。
- 关节僵硬和不稳是常见的术后并发症。
- 可能发生异位骨化。
- 骨筋膜室综合征并不罕见，尤其好发于合并动脉损伤的病例。
- 若想完全恢复至脱位前的运动功能水平，基本是不可能的。

半月板损伤

要点

- 半月板是重要的软骨结构，具有缓冲压力和稳定膝关节的双重功能。
- 随着年龄的增大，退行性的半月板变薄，并且更容易损伤。
- 半月板损伤的"典型"病史也因患者年龄而异。
- 很多半月板损伤可借助保守治疗痊愈。
- 当出现膝关节交锁时，建议紧急行关节镜检查。

临床表现

- 年轻患者的受伤机制一般是严重的膝关节扭伤合并剧痛。
- 老年患者的受伤机制常常是轻微扭伤（如蹲位起立），最初的疼痛差异很大。
- 半月板损伤通常表现为数小时内肿胀，提示存在炎症。
- 退行性半月板合并撕裂往往肿胀不明显。
- 外环撕裂可合并重度的急性期关节内血肿（外环撕裂较中心撕裂少见）。
- 其他提示半月板损伤的症状包括：下蹲、扭曲或上楼梯疼痛，活动后肿胀，疼痛性弹响。

体格检查

- 体格检查可以发现：
  * 关节积液。
  * 膝关节线压痛（典型的是内侧间隙压痛，但外侧间隙压痛多发）。
- 完全屈伸活动时出现疼痛。
- 关节积液体征："液体膨胀"提示少量积液，"浮髌"提示大量积液。
- 一系列试验可用于检查半月板：Apley 试验、Thessaly 试验、McMurray 试验等，然而大部分试验难以在急性期开展。
- 鉴别"膝关节交锁"至关重要，表现为难以完全伸直膝关节，这种情况需要紧急行关节镜检查（图 4.6）。

- 膝关节交锁的一些诊断要点：
  * 与对侧膝关节进行比较（年轻患者容易过伸，因此可以出现能够伸膝 0° 的闭锁膝）。
  * 急性期的疼痛与肿胀也能阻止膝关节伸直，所以伸膝受限并不都是力学改变。
  * 导致膝关节交锁的急性机械性原因包括半月板桶柄样撕裂，ACL 残端或松弛的体部（通常表现为间歇性交锁）。
  * 一种临床技巧有助于发现更多轻微的膝关节交锁（见图 4.6）：患者俯卧，膝关节靠近床尾，使双脚悬垂；患侧足跟持续抬高可提示存在膝关节伸展受限。

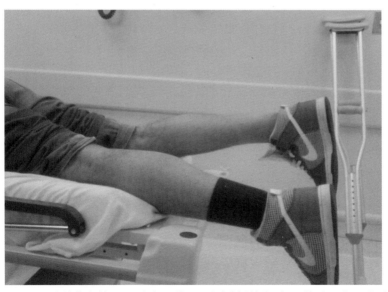

图 4.6　膝关节交锁。照片中远处足跟（右侧）抬高，提示伸膝不全。此时如果向下用力，可感受膝关节"弹簧样"的大阻力；如果阻力较小，且膝关节能够缓慢伸直，意味着疼痛和肿胀才是伸膝受限的主要原因。通过这种方法，我们可以察觉非典型的膝关节交锁。（经 Arun Sayal 医师授权，允许使用。）

注意:伸膝受限可能是"膝关节交锁"征。交锁如果是力学原因引起的,则需要行紧急关节镜检查。疼痛和肿胀也可能导致伸膝受限。如果在急诊怀疑有"膝关节交锁",则应安排密切随访以决定是否需要手术。

诊断性检查

- 研究表明,对于半月板损伤良好的查体在敏感性和特异性上与 MRI 相当。
- MRI 可能会漏诊半月板损伤,也可能会发现无症状或实际上是假阳性的半月板损伤。
- CT 和超声因敏感性不足而不推荐用于确诊半月板损伤。

治疗

- 半月板损伤可通过冰敷、压迫、抬高、适当负重,以及需要时使用拐杖治疗。
- NSAID 有助于减轻疼痛和肿胀,这将有助于保持运动范围和力量。
- 急性期建议限制活动(在能忍受的范围内步行,但不能跑步、扭转和跳跃)以防止对膝关节造成进一步伤害。
- 现有损伤(如愈合中的半月板或韧带损伤)引起的膝关节突然疼痛可能导致股四头肌突然松弛。这种情况下,如果患者恰好用患肢支撑,则所有力都将作用在无支撑的患膝;这将进一步加重之前的损伤(如扩大半月板撕裂)或造成新的损伤(如急性 ACL 撕裂)。
- 应安排适当的随访并做好记录。
- 随访检查是必要的,以便确认可疑的诊断,重新评估其他可能的损伤,确保膝关节没有"交锁",确保症状改善(疼痛、肿胀)并指导患者恢复到基础的活动度、力量和活动水平。
- 可疑的半月板损伤应在 1 周内复查(由当地医疗资源和会诊方式决定复查医师是骨科医师、运动医学医师,还是初级保健医师)。

预后

- 大部分轻微的半月板撕裂仅需保守治疗就能康复（6~8 周）。
- 半月板不可再生，而半月板切除术需要移除软骨成分，从而增加骨关节炎的发病风险，因而推荐保守的治疗方案。
- 年轻患者可能更适合关节镜下半月板修复手术。
- 保守治疗包括：逐步恢复 ROM 和肌肉力量，适当的负重练习，限制活动（严禁跑步、扭膝或者跳跃）。
- 医师密切随访，明确症状改善后，可以逐步加大活动耐量。

注意：大部分轻微的半月板撕裂仅需保守治疗。急诊科医师应该建议患者限制活动，并安排密切随访，从而实现最优化治疗。

前交叉韧带（ACL）损伤

要点

- ACL 是膝关节交叉韧带，可提供旋转稳定性。
- 如果运动员突然减速（从空中落地或单脚着地），感觉到膝盖"砰"的一声，无法继续比赛，并且膝关节在 1 小时内迅速肿胀，那么仅根据病史，ACL 损伤发生的可能性就高达 85%。
- 男性发病率比女性高。
- 研究表明，当女性参加足球或篮球运动时，出现 ACL 损伤的概率是男性的 2~4 倍。
- ACL 损伤并非都需要手术治疗，还要综合其他因素才能做出决定。

临床表现

- 典型的受伤机制：运动时突然减速（一般不涉及他人）。
- 也可见于膝关节前外侧的创伤（如铲球）或膝 – 膝碰撞（外翻暴力导致 ACL、MCL 和内侧半月板损伤的"恐怖三联征"）或膝关节过伸损伤。
- 患者常常回忆听见膝关节发出"扑"的一声或者感觉膝关节滑动，接着无法继续比赛，并且在 1~2 小时内出现剧烈肿胀（提示关节内血肿）。

- 容易出现以下症状：膝关节剧痛、无法负重、明显的关节肿胀。
- 假如膝关节肿胀不明显，很可能不存在 ACL 损伤（但 MCL 完全撕裂时，关节腔内出血会渗入皮下组织，导致肿胀不明显）。
- 需要检查膝关节能否伸直（可能合并膝关节交锁，这是紧急转诊和关节镜检查的指征）。
- 关节交锁的力学原因包括：合并半月板撕裂或者 ACL 残端卷入胫骨和股骨之间。
- 疼痛和肿胀也能限制膝关节伸直，因此怀疑膝关节交锁的患者应当密切随访，以便在疼痛和肿胀减轻后进一步明确诊断。
- 如果体格检查后，仍不能确定 ACL 是否松弛，应结合病史做出诊断。
- 任何关于 ACL 完整性的查体项目（Lachman 试验、前方抽屉试验和轴移试验），均需要在肌肉松弛（使韧带减张）的前提下进行，否则会降低检查的敏感性。
- 敏感性最高的试验是 Lachman 试验，但急诊检查时假阴性率较高。试验阳性时，应结合对侧情况 和外伤史做出诊断。
- 前方抽屉试验和轴移试验的敏感性不高。
- 前方抽屉试验：屈膝 90° 时，试着将胫骨相对股骨前移（即使可以达到屈膝 90°，通常也会因为剧烈疼痛，腘绳肌难以放松）。
- 轴移试验：膝关节伸直，髋关节屈曲约 30°，同时施加膝关节外翻和胫骨屈曲内旋力，容易位移代表试验阳性，但这项实验在急诊科很少出现阳性。
- 急诊科的最初检查一般很难确定 ACL 是否松弛，因而病史有更高的诊断参考价值。
- 仔细检查膝关节的其他韧带（PCL、MCL 和 LCL）。

注意：在急诊科诊断 ACL 损伤，肿胀体征和病史是主要的参考依据；查体和 X 线片的作用相对有限。

诊断性检查

- X 线片:通常显示有积液(髌上囊内液体密度),但对前交叉韧带撕裂没有诊断价值。
- 注意下列两种特殊情况。
  * 胫骨棘撕脱征(ACL 止点)(图 4.7):多见于儿童,因为发育时期

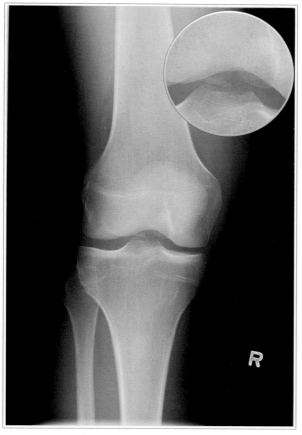

图 4.7 胫骨棘撕脱征。 此 X 线征象多见于 ACL 撕裂的儿童患者,成年人发生这种 ACL 撕裂并不常见。放大可见明显的撕脱骨折。(经 Arun Sayal 医师授权,允许使用。)

的韧带强度高于骨质；若发生于成年人，需要考虑手术固定撕脱骨折块。

* Segond 骨折（图 4.8）：胫骨外侧髁上垂直方向的撕脱骨折，低敏感性（约 5%），高特异性（75%~100%），因此在 ACL 损伤中不常见，但如果出现，则表明患者很可能发生了 ACL 撕裂。

治疗

* 病史和膝关节显著肿胀的体征，是急诊科诊断 ACL 损伤的主要依

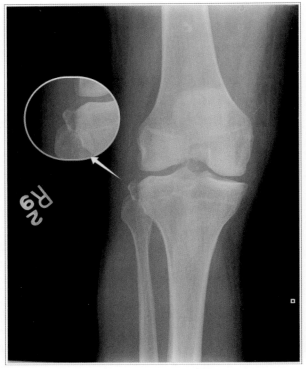

图 4.8 Segond 骨折 。另一种少见的骨折征象，提示 ACL 撕裂。胫骨平台前外侧发生垂直撕脱骨折，敏感性低，特异性高(意味着 ACL 撕裂通常是罕见的，但如果发生，很可能就是 ACL 撕裂)。(经 Arun Sayal 医师授权，允许使用。)

据。体格检查或 X 线片对诊断的价值有限。

- 对于疑似 ACL 损伤的患者，应该在 1 周内密切随访，以进一步明确诊断和治疗方案。
- 对于疑似 ACL 损伤的患者进行随访时，最好请骨科医师或运动医学医师一起参与，因为即便损伤程度不需要手术治疗，往往也需要长时间的观察和针对性治疗建议。
- 治疗目标：镇痛、消肿、维持 ROM 和肌肉力量。
- 急性期常需要加压包扎、冷敷及挂拐。
- 患者可能需要使用膝关节固定器才能行走，但应鼓励患者移除固定器，进行 ROM 训练和适当负重。这将有助于保持膝关节的活动范围和力量，是康复计划的重要方面。
- 复查之前患者应该严格避免任何跑步、扭膝及跳跃运动。

预后

- ACL 手术的目的是让膝关节恢复稳定性，而不是让膝关节完全正常。
- 要想让膝关节完全正常，是不可能的。因为 ACL 损伤后，不管有无手术治疗，膝关节都更容易发生骨性关节炎。
- 并非所有 ACL 损伤都需要手术治疗。
- 通过保守治疗和物理康复，部分患者能够达到很好的预后效果。
- 年轻患者或者竞技运动员，优先考虑手术治疗；年龄＞ 40 岁，不推荐手术治疗。
- 如果保守治疗后仍存在膝关节不稳定（如膝关节"打软"），则需要手术治疗。
- ACL 缺陷（即 ACL 损伤接受非手术治疗）的患者更有可能出现继发的半月板撕裂，尤其对于继续从事高强度运动的患者。
- ACL 手术与并发症（僵硬、感染、移植物失败等）和长期的术后康复（通常 9 个月以上才能恢复运动）有关。
- 外科医师通常将 ACL 手术安排在伤后 6 周左右，以确保最佳的术前

ROM 和强度。

后交叉韧带(PCL)损伤

要点

- PCL 损伤可以是单发的,也可以与其他韧带损伤合并发生。
- 发病率远低于 ACL 损伤。

临床表现

- 单发 PCL 损伤通常是由屈膝状态下的减速损伤引起的("仪表盘"损伤、运动损伤或胫骨近端撞到坚硬边缘时向前摔倒)。
- 多发韧带损伤,受伤机制因情况而不同(如膝关节过伸、旋转等)。
- 急性期的肿胀程度不一。
- 受体格检查的限制,病史是急诊科最初诊断的重要依据。

体格检查

- 后方抽屉试验:屈膝 90°,试着让胫骨相对股骨后移。
- 后方下沉征:患者仰卧,膝关节弯曲,双足贴于床面,从侧面观察,患侧的胫骨近端向后下沉。
- 如前文所述,上述试验需要在肌肉松弛的前提下进行,急诊科检查的阳性率较低。

注意:如果 PCL 损伤,胫骨向后方下沉,检查者可能会误以为前方抽屉试验呈假阳性(并假设 ACL 损伤)。不过,在这种情况下,损伤机制、后方下沉征及对侧膝关节的评估将有助于鉴别诊断。

诊断性检查

- X 线片:很少能提供诊断依据(如胫骨后方 PCL 止点撕脱)。

治疗

- 通常而言,单纯的 PCL 损伤应接受保守治疗。

- 年轻患者或竞技运动员更多地选择手术治疗。
- 可疑 PCL 损伤患者,应该在 1 周内前往骨科复查。
- 治疗建议包括:拄拐、适当负重、冷敷、加压包扎及限制活动。
- 如果膝关节存在明显的活动异常,需要提高警惕,应行临时固定并在几日内随访。

预后

- PCL 损伤的不良结局与其他受损韧带的数量相关,而与 PCL 损伤严重程度的关系较小。
- 大多数单纯 PCL 损伤是稳定的,持续的不稳定症状可能需要手术治疗。
- PCL 损伤的晚期后遗症包括髌骨和(或)内侧间室退行性改变。

内侧副韧带(MCL)损伤

要点

- MCL 损伤是 4 类膝关节韧带损伤中最常见的。
- 典型的受伤机制是膝外翻损伤,也可由外部旋转应力导致。
- 通常来说,MCL 损伤不会引起关节腔出血。若出现这种情况,应当警惕合并 ACL 撕裂或骨折。
- MCL 完全撕裂可导致内侧关节囊开放,大量积液外渗。此时即使合并 ACL 撕裂或骨折,膝关节的肿胀仍可以不明显。
- 单纯的 MCL 损伤可通过非手术治疗达到较好的预后效果。

注意:MCL 是膝关节最容易损伤的韧带。

临床表现

- 外翻的损伤通常由外翻应力所致,以运动时膝关节外侧被撞击最为常见。
- MCL 损伤是"恐怖三联征"的一部分,另外两部分是指 ACL 和内侧半月板损伤。

- 主要压痛点位于股骨内侧髁（MCL 起点）。
- 次要压痛点位于胫骨近端内侧（MCL 止点），这个表现预示着愈合时间延长。
- 由于 MCL 的纤维插入内侧半月板，因此在 MCL 损伤后，内侧关节线疼痛是常见的表现。
- 急诊科查体常可见外翻应力试验阳性（屈膝 30°进行），但疼痛对损伤严重程度的判断会产生影响。
  - 15~30 岁的患者多为 MCL 损伤。
  - ＞50 岁的患者多为外侧胫骨平台骨折。
  - 30~50 岁的患者可能是 MCL 损伤，也可能是胫骨平台骨折。

体格检查

- 通过与对侧比较来评估外翻松弛程度。
  - Ⅰ级（绷紧）：外翻时疼痛，但内侧间隙未张开。
  - Ⅱ级（部分撕裂）：外翻时疼痛，内侧间隙张开但有明确终点。
  - Ⅲ级（完全撕裂）：外翻时疼痛不明显，但内侧间隙张开没有明确终点。
- 伸膝位（0°）行外翻应力试验，出现疼痛及内侧间隙张开表明 MCL 和一根交叉韧带同时损伤。这种严重的膝关节损伤很难恢复。
- 外翻应力使内侧间隙增宽而外侧间隙缩小。
  - 30~50 岁的患者可有上述表现。

注意：警惕外翻应力试验时出现的外侧间隙疼痛，这提示外侧胫骨平台骨折。

诊断性检查

- X 线片是必要的。
- 股骨内侧髁的撕脱骨折罕见。
- 如果考虑外侧胫骨平台骨折，应加拍斜位片。
- 为了排除胫骨平台骨折，应进行 CT 或 MRI。

- 慢性 MCL 损伤可发展为钙化性肌腱炎（MCL 股骨起点）。

治疗

- 单纯的 MCL 损伤一般不需要手术治疗。
- 愈合时间为 6~12 周。
- Ⅲ级 MCL 撕裂合并 ACL 撕裂、PCL 撕裂和（或）半月板损伤时倾向于手术治疗。
- 治疗目标：减轻疼痛、消除肿胀、维持 ROM 和肌肉力量。
- 压迫、冷敷及适当负重。
- 急性期一般需要拄拐。
- 患者可能需要使用膝关节固定器才能行走，但应鼓励患者移除固定器，进行 ROM 训练和适当负重。复查前应该严格避免任何跑步、扭膝及跳跃运动。
- 建议在 1 周内进行随访以确认诊断，重新评估膝关节的其他结构并监测进展情况。
- 铰链式膝关节支具效果显著，但多数急诊科无法提供。

预后

- 对于单纯的 MCL 损伤，保守治疗效果好。
- 膝关节不稳更常见于多韧带损伤。
- 当出现慢性 MCL 损伤，钙化性肌腱炎会发生在 MCL 的股骨起点，称为 Pellegrini-Stieda 综合征。患者一般出现频发痛感，需要转诊到骨科治疗。

外侧副韧带损伤（LCL）

要点

- 发病率低于 MCL，但临床表现更为明显。
- 常见受伤机制：膝关节过伸位时遭受内翻暴力。

- 造成 LCL 损伤所需的力量较 MCL 损伤大。
- 由于通常会牵涉更大的暴力,因此相关结构受伤的可能性更大(见后外侧角伤)。

临床表现

- 内翻暴力后出现膝关节外侧疼痛。
- 有时可见踝关节内翻步态,患者通过这种代偿方式获得平衡。
- 内翻暴力作用于过伸位的膝关节。
- 通常而言,单纯 LCL 损伤时膝关节肿胀不明显,膝关节外侧疼痛是最重要的症状。
- LCL 损伤可以合并后外侧角(PLC)损伤。

体格检查

- 屈膝 30° 和 0°(伸膝位)下分别行内翻应力试验。
- 屈膝 30° 检查时 LCL 是松弛的。
- 屈膝 0°(即完全伸膝位)时松弛表明 LCL 损伤伴 ACL/PCL 受损。
- LCL 损伤可以合并后外侧角(PLC)损伤。

注意:单纯的 LCL 损伤相对少见,一旦发现 LCL 松弛,往往合并交叉韧带损伤。

诊断性检查

- X 线片用于排除合并骨折的情况,如腓骨头骨折、外侧关节囊撕脱、外侧胫骨平台骨折等。
- 斜位片有助于发现胫骨平台周围的微小改变。

治疗

- 单纯的 LCL 损伤相对少见。
- 在急诊中确定韧带损伤的确切程度可能是一个挑战。
- 因此,急诊中发现 LCL 损伤的患者时要慎重,因为实际损伤可能比看起来的表现更严重。

- 由于 LCL 损伤有可能存在较严重的相关结构损伤,因此建议固定、拐杖、最小(或非)承重,并请专科医师密切随访。

预后

- 单纯 LCL 损伤通常只需要保守治疗。
- LCL 合并其他(PCL、PLC 和 ACL)损伤时,优先推荐手术治疗。

膝关节后外侧角(PLC)损伤

要点

- 既不常见,也不是人们熟悉的膝关节损伤类型。
- 膝关节后外侧角复合体包括 LCL、腘肌腱、腘肌、外侧囊和髂胫束等多种结构。
- 典型的受伤机制是膝关节过伸和内翻应力。
- 单纯的 PLC 损伤罕见,常常合并 PCL 或 ACL 损伤。
- 患者往往难以负重,并主诉膝关节外侧疼痛。

注意:PLC 损伤容易漏诊,但如果不及早治疗,可导致膝关节严重不稳。

体格检查

- 可出现明显的积液(尤其是合并 ACL 撕裂或骨折时)。
- 评估腓神经功能(垂足)。
- 急性疼痛和肿胀引起的肌肉痉挛会影响急诊医师对韧带松弛的评估。
- PLC 损伤的试验包括:
  * 外旋反曲试验。
    - 检查者通过大脚趾提起患者下肢。
    - 如果患侧小腿滑入外旋并在膝关节处反曲,则为阳性。
  * 外旋拨号试验。
    - 俯卧时,分别在膝关节屈曲 30°和 90°时测试胫骨外旋。

- 与对侧相比，外旋＞10°即为阳性。
- 如果仅在 30°处阳性，表明存在单纯的 PLC 损伤。
- 如果在 30°和 90°都阳性，则表明 PLC 和 PCL 均损伤。

注意：内翻应力是临床少见的暴力类型，但如果病史中有高危的受伤过程描述，应该针对外侧结构进行细致的膝关节查体。

诊断性检查

- 平片可无阳性表现，或者可能提示腓骨头和关节外侧存在小的撕脱骨折。
- 创伤后膝关节外侧疼痛也可能是由外侧胫骨平台骨折造成的，因此需要仔细评估膝关节线的压痛，并加拍膝关节斜位片来寻找细微的骨折。

治疗

- 最初的治疗包括：
  * 膝关节支具外固定。
  * 挂拐。
  * 轻微负重或避免负重。
- 建议严密随访。

预后

- 严重的 PLC 损伤优先建议手术治疗，尤其在合并其他结构损伤时。
- 轻微的 PLC 损伤可采取保守治疗。

胫骨平台骨折

要点

- 在年轻的成年患者中，高能量损伤是胫骨平台骨折的主要受伤机制。
- 在年长的患者中，由于骨质相对疏松，低能量损伤或者外翻应力均能引发胫骨平台骨折。

- 胫骨平台骨折:约 66% 为外侧骨折，25% 为内侧骨折,其余为双髁骨折。
- 常规 X 线片检查,容易漏诊部分隐匿性胫骨平台骨折。
- 斜位片增加了 X 线片的敏感性,但仍然不能达到 100% 敏感性。
- 对于可疑的隐匿性胫骨平台骨折,需要给予患者外固定支持,避免负重,并坚持密切随访,也可考虑进行 CT 及 MRI 检查。

临床表现

- 胫骨平台骨折可由多种受伤机制引起,外翻应力较内翻应力更常见。
- 关节腔内出血可使膝关节在 1~2 小时内迅速肿胀。
- 假如合并 MCL 完全断裂,关节腔内出血可能被扩散至皮下组织,肿胀相对不明显。
- 患者往往不能负重。

体格检查

- 检查下肢的神经血管状态。
- 警惕骨筋膜室综合征。
- 外翻应力试验引发外侧关节线疼痛,应警惕外侧胫骨平台骨折。
- 可能合并韧带和(或)半月板损伤。

注意:外翻应力试验引发外侧关节线疼痛,应警惕外侧胫骨平台骨折。

诊断性检查

- X 线片:加拍斜位片可以提高发现胫骨平台骨折的敏感性。
- 关节内脂肪血肿高度提示骨折(特异性高,敏感性约为 50%)。
- X 线片检查容易漏诊隐匿性胫骨平台骨折(图 4.9 至图 4.12)。

治疗

- 大多数出现塌陷性和(或)粉碎性胫骨平台骨折的患者需要接受手术治疗。
- 可疑的胫骨平台骨折处理原则。

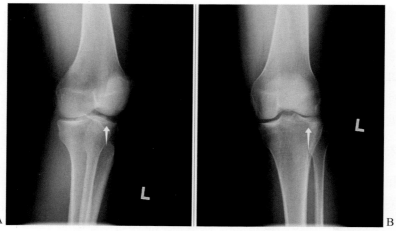

图 4.9　小的外侧胫骨平台骨折。斜位片(A)提示轻微塌陷。正位片(B)依稀可见骨折。(经 Arun Sayal 医师授权,允许使用。)

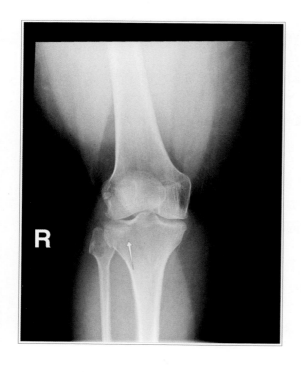

图 4.10　外侧胫骨平台出现更大的骨折块(箭头所示),同时出现轻微塌陷。(经 Arun Sayal 医师授权,允许使用。)

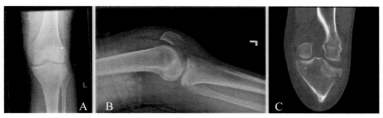

图 4.11　年轻的自行车车手被汽车撞伤后拍摄的正位片（A）和侧位片（B）注意侧位片显示的肿胀关节、胫骨近端垂直骨折，以及可疑塌陷的胫骨平台骨折。CT片（C）清楚地显示胫骨平台塌陷骨折。（经 Arun Sayal 医师授权，允许使用。）

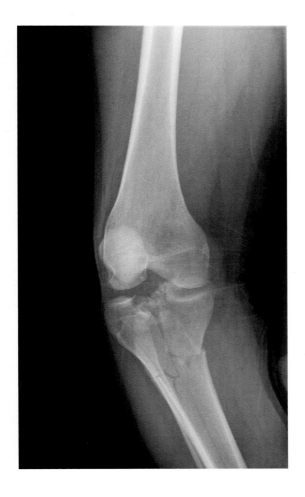

图 4.12　粉碎性的胫骨平台骨折。（经 Arun Sayal 医师授权，允许使用。）

　　　* 外固定支持:膝关节支具或过膝后托。

　　　* 拄拐:避免负重。

- 根据当地医疗资源和实践模式,可在急诊行膝关节 CT 检查以明确诊断。

- 无移位或轻微塌陷的胫骨平台骨折,应根据情况制定治疗计划。

　　　* 高能量损伤引起的骨折需要警惕骨筋膜室综合征,建议采取外固定、抬高患肢并请骨科会诊。

- 低能量损伤在年长患者中更为多见,一般采取保守治疗。尽管如此,应该进行 CT 检查明确骨折的情况(骨折块位置、有无粉碎、有无塌陷等)。老年人不便拄拐,容易发生危险。上述情况均需与骨科医师讨论决定。

- 移位骨折往往需要手术治疗,同时应该防范骨筋膜室综合征。建议外固定支持和骨科随访。过膝后托应该调节至舒适状态,以保证力线、加快消肿。

预后

- 保守治疗包括:屈膝 30°~40° 外固定、拄拐、避免负重。

- 需要严密随访,定期拍摄 X 线片以确保没有迟发性骨折、移位或塌陷。

- 一般要求避免负重 6~8 周。

- 过渡到 ROM 和力量练习的阶段后,可以改用铰链式支具。

- 手术方案包括:切开复位内固定(ORIF)治疗,以实现骨折复位并维持稳定。

- 手术并发症包括:

　　* 关节僵硬。

　　* 感染。

　　* 骨折块缺血性坏死。

　　* 创伤性关节炎。

　　* 膝关节不稳(假如合并韧带损伤)。

* 延迟愈合或不愈合。

胫骨和腓骨骨折或脱位

要点

- 通常可通过软组织损伤的程度来预测胫骨中段骨折的结果。
- 高能量胫骨骨折存在骨筋膜室综合征风险。
- 高能量胫骨骨折通常是开放性的（复合伤），因为胫骨前面缺少软组织覆盖。
- 高能量胫骨骨折通常与腓骨在同一水平出现横行骨折或粉碎性骨折。
- 低能量胫骨骨折通常是斜形或螺旋形骨折，同时伴腓骨在不同水平的骨折。
- 行走时，胫骨承受约 90% 的负荷，腓骨约占 10%，因此腓骨骨折在临床上往往更隐匿。
- 非直接暴力引起的单纯腓骨骨折（踝关节胫腓联合韧带以上水平），提醒医师检查膝关节和踝关节有无发生明显的损伤。
- 腓骨头脱位罕见，但往往容易被漏诊，应考虑将其作为创伤后膝关节外侧疼痛的鉴别诊断。

临床表现

- 胫骨骨折可继发于高能量损伤，也可继发于低能量损伤。
- 高能量损伤会导致更严重的软组织损伤和更多的并发症。
- 骨筋膜室综合征可见于多达 10% 的病例，尤其多见于闭合性骨折。
- 骨筋膜室综合征可在受伤 12~24 小时后出现。
- 超过预期的疼痛和被动拉伸肌肉引起的疼痛是骨筋膜室综合征的早期征兆。
- 被动踇趾屈曲 / 踝关节跖屈试验可用于检查前方筋膜室。
- 被动踇趾伸直 / 踝关节背屈试验可用于检查后方筋膜室。

- 直接创伤可引发单纯腓骨骨折。
- 腓骨近端骨折容易合并腓总神经麻痹，表现为"垂足"。
- 胫腓联合韧带以上的腓骨骨折（尤其是螺旋形骨折），均需要检查内踝。
- 如果内踝可触及局部压痛和肿胀，则损伤时可能遭受外旋暴力，Maisonneuve 型骨折需要手术治疗。
- 腓骨近端骨折应仔细检查膝关节外侧结构，包括 LCL 和 PCL。
- 腓骨头脱位的受伤机制：屈膝位，踝关节跖屈内旋状态下遭受膝关节扭力。
- 腓骨头一般向前外侧方向脱位。
- 急性期症状包括：疼痛、肿胀、无法负重。
- 如果漏诊腓骨头脱位，疾病会进展为长期半脱位／脱位，出现膝关节外侧疼痛伴弹响或交锁的症状。
- 检查有无腓总神经麻痹。

注意：（1）超过预期的疼痛或被动伸踝／伸蹬趾时出现疼痛是小腿骨筋膜室综合征的早期征兆。

（2）凡遇到胫腓联合韧带以上的腓骨骨折，均需要检查内踝，以防发生隐匿性 Maisonneuve 型骨折。

诊断性检查

- X 线片：一般检查胫腓骨正侧位片即可。如果考虑膝关节和踝关节周围病变，还应加拍这些关节的正侧位片（图 4.13 至图 4.15）。

治疗

- 胫骨骨折常需手术治疗，部分病例在骨科医师指导下也可以采取保守治疗。
- 如果考虑存在骨筋膜室综合征，应密切监测骨筋膜室压力，一旦确诊，应立即行筋膜室切开。
- 显著移位的骨折会造成明显肿胀，进而加重疼痛，甚至出现继发的开放性骨折和（或）骨筋膜室综合征。

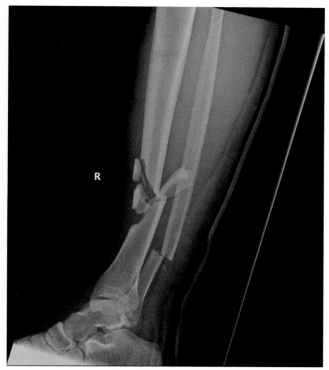

图 4.13　胫骨高能量骨折。可见胫骨粉碎性骨折,合并同一水平的腓骨横行骨折。(经 Arun Sayal 医师授权,允许使用。)

- 显著移位的胫骨骨折,应在镇静麻醉后急诊复位,并给予适当牵引和外固定支持。
- 胫骨近端和中 1/3 骨折应行急诊固定,采用后托石膏夹板外固定。

注意:在急诊科对胫骨中段骨折行外固定,是极具挑战性的。

- 治疗建议包括:
  * 应用膝上石膏时可以分两个阶段。
  * 第 1 阶段是常规的小腿后托(并在一侧用 +U 形托)。
    - 第 2 阶段是小腿 U 形托变硬后,可让患者将足跟置于床面并保持屈膝 30°,然后沿膝关节内外侧,向上延伸膝上石膏夹板。

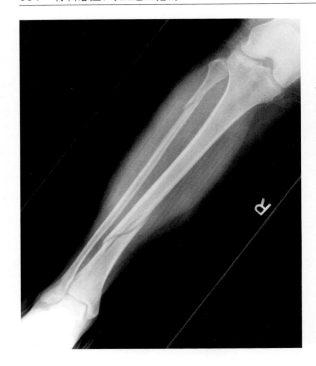

图 4.14 胫骨低能量骨折。可见胫骨骨折位于远端,而腓骨螺旋形骨折发生于近端。(经 Arun Sayal 医师授权,允许使用。)

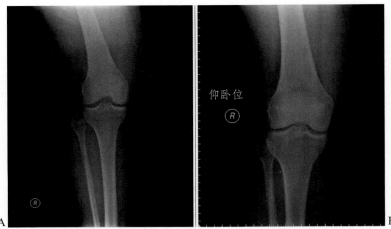

图 4.15 (A)腓骨头向外侧脱位。(B)复位后可见腓骨头与胫骨外侧平台部分重叠。(经 Arun Sayal 医师授权,允许使用。)

- 利用重力作用获得并维持骨折对线,让患者将膝关节置于床沿,在使用石膏的第 1 阶段,小腿放下。对于已经镇静的患者,他们可以被转移到床头,使小腿顺着向下移动。

* 直接创伤造成的单纯腓骨中段骨折(无合并踝关节或膝关节病变),通常能维持稳定,因为腓骨仅承担 10% 的重量;此类患者可以适当负重。部分病例需要外固定和拄拐。
* 1 周内安排骨科随访。
* 腓骨头脱位应在镇静麻醉下予以复位。
* 屈膝约 90° 时进行逆向复位,即将脚踝置于外旋和背屈位。
* 复位后应复查 X 线片和神经血管;如果确保复位并且没有骨质缺损,应予膝关节外固定和严密的骨科随访。

预后

- 胫骨中段骨折可并发感染、不愈合(特别是吸烟者)、畸形愈合、深静脉血栓形成(DVT)、膝关节和踝关节僵硬。
- 手术治疗方法包括:外固定架、髓内钉和 ORIF 钢板内固定。
- 接受手术治疗的患者能更早负重,并拥有更高的骨折愈合率。
- 单纯腓骨骨折采取保守治疗愈合效果好。医师应该确保没有膝踝关节相关损伤的发生。如果漏诊明显的膝踝关节损伤,很可能造成长期损害。
- 腓骨头脱位一般采取保守治疗;如果症状不改善,再考虑手术治疗。

股四头肌肌腱撕裂 / 髌腱撕裂

要点

- 股四头肌肌腱撕裂的发生率为髌腱撕裂的 2~3 倍。
- 两种损伤的初诊漏诊率均可达 20%。
- 40 岁以下患者,问题往往在髌骨以下(髌腱断裂)。
- 40 岁以上患者,问题往往在髌骨以上(股四头肌肌腱断裂)。

- 延期诊断和延迟手术治疗,不利于长期预后。
- 主动的直腿抬高是膝关节检查的重要组成部分,以帮助排除伸肌装置的断裂,但敏感性并非 100%。

注意:直腿抬高是股四头肌肌腱的一个重要评估指标,但在诊断肌腱断裂时敏感性并非 100%。

临床表现

- 髌腱撕裂:
  * 多见于 40 岁以下人群。
  * 通常表现为屈膝状态下股四头肌突然收缩造成的膝前方突发疼痛。
  * 患者可能听见"噗"声。
  * 通常难以负重。
  * 风湿免疫疾病、慢性髌股关节综合征及长期使用激素(合成的或甾体类固醇的)者患病风险更高。
  * 可扪及髌下空虚感。
  * 患者常有膝前疼痛和膝关节肿胀,伴有或不伴有瘀青。
  * 髌骨通常为高位(高位髌骨)和高度活动(图 4.16)。
  * 无法主动直腿抬高(即足跟抬离床面)。
- 股四头肌肌腱撕裂:
  * 多见于 40 岁以上人群。
  * 与髌腱撕裂比较,低能量损伤是更常见的受伤机制,如轻微跌倒或膝关节"打软"。
  * 不同程度的疼痛和步态异常。
  * 肥胖、全身性疾病或长期使用甾体类药物的人群患病风险增高。
  * 可扪及髌上空虚感,但肥胖患者的表现可能不明显。
  * 低位髌骨征,上下活动性增加。
  * 不完全撕裂时可进行卧位主动直腿抬高动作,但坐位伸膝受限。
- 低位髌骨和高位髌骨都可以是正常的生理变异,所以查体时应注意

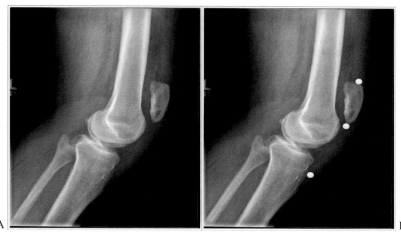

图 4.16 （A）一个 11 岁男童髌腱撕裂平片，髌腱:髌骨长度比值应 < 1.2。（B）在这个病例里，比值 > 1.2。（ 经 Arun Sayal 医生授权，允许使用。）

与对侧做比较。

注意：主动直腿抬高试验是一项重要的膝关节检查方法。

诊断性检查

- X 线片可以提示异常的髌骨位置。
- Insall-Salvati 指数用于检测髌腱长度与髌骨长度的比值。
- 正常范围为 0.8~1.2。
  - * 指数 < 0.8 提示低位髌骨，可能出现于股四头肌肌腱撕裂。
- 指数 > 1.2 提示高位髌骨，可能出现于髌腱撕裂。
- 偶见髌骨极撕脱可提示伸膝装置断裂（股四头肌断裂的上极撕脱，髌腱断裂的下极撕脱）。

治疗

- 伸膝结构完全性撕裂需要手术治疗。
- 急诊应与骨科医师讨论，以制订早期手术修复计划。

- 不完全性撕裂少见，应予外固定治疗，并在骨科密切随诊。

预后

- 术后保护 6 周，然后进行更积极的康复训练。
- 患者一般都能恢复正常运动功能。
- 延期诊断和延期手术会降低预后效果。
- 对于漏诊的损伤，疼痛可能会减轻，但可能会残留膝前方隐痛、步态困难（摇摆期）和股四头肌萎缩。

髌骨脱位

要点

- 首次髌骨脱位比复发性髌骨脱位更容易引起急性韧带损伤。
- 初发髌骨脱位引起的膝关节内侧疼痛和肿胀较为明显。
- 约 5% 的初发髌骨脱位合并骨软骨骨折。
- 骨软骨骨折在脱位和复位的过程中都可能发生，来源包括股骨外侧髁和髌骨关节面。
- 治疗初发的髌骨脱位要求在外固定同时行康复锻炼（合并骨软骨损伤者除外）。

临床表现

- 多见于年轻人（15~30 岁）。
- 常见的受伤机制为非接触性膝关节扭伤，即膝关节处于过伸位下脚旋转所致。
- 急诊科遇到的患者可能是脱位或者半脱位后已经自行复位的。
- 患者可能会说他们的"膝盖滑了出来"，但仔细询问往往可以证实髌骨移位和复位。
- 如果发生髌骨脱位，几乎都是从外侧脱出的。
- 如果患者在急诊科时脱位的髌骨已经自行复位，需要收集病史信息

（年龄、受伤机制、髌骨滑出感等），结合体征（压痛、髌骨内侧肿胀、恐惧试验阳性）做出明确诊断。

* 恐惧试验。

* 伸膝以使股四头肌处于放松状态，对髌骨内侧施加向外的压力。如果此时出现股四头肌不自主收缩或恐惧面容，表示试验阳性。

- 初发的脱位会对内侧髌骨韧带产生急性损伤。因此，初发的髌骨骨折体征更明显，表现为髌骨内侧疼痛、肿胀及恐惧试验阳性。

- 复发性脱位，因为并无急性韧带损伤，因此疼痛、肿胀体征减轻，但恐惧试验仍为阳性。

- 如果发生关节内血肿（受伤后 1~2 小时内大量积液产生），应考虑诊断合并骨软骨骨折，偶然也可合并 ACL 断裂。

诊断性检查（图 4.17 ）

- X 线片可提示髌骨的侧向移位，临床上往往通过表现就能明确诊断，

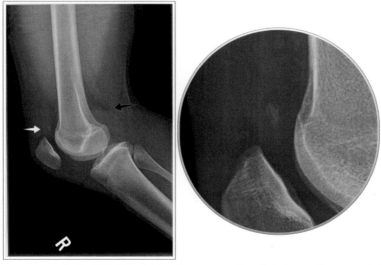

图 4.17 （A）复位后的脱位髌骨 X 线片，显示髌骨前上方的骨软骨骨折（白箭头所示），可见（B）放大像。关节内脂肪血肿（黑箭头所示）位于股骨后方，提示合并发生骨折。（经 Arun Sayal 医师授权，允许使用。）

此复位前 X 线片检查意义不大。

- 成功的解剖复位也是一种临床表现。
- 复位后影像（包括斜位和轴位）可以显示骨软骨碎片。
- 有些骨软骨碎片在影像学上是隐匿的。
- 单纯软骨撕脱（即软骨不含骨性成分）在 X 线片上无法显示，但后期会出现继发性关节松弛，患者可能有突发剧痛和关节交锁的表现。

治疗

注意：股四头肌放松是复位的一个关键步骤。可通过屈髋和缓慢伸膝来辅助股四头肌放松（股直肌起源于髋关节上方，因此髋关节屈曲有助于股四头肌放松）。然后在髌骨外侧施加后向压力（使髌骨内侧越过股骨外侧髁），轻轻施加内向压力即可复位。

- 无论是自主复位还是手法复位，初发的髌骨脱位应予伸直位外固定，并安排密切随访。
- 理想情况下，患者可以安装髌骨稳定支具，该支具允许膝关节屈曲并保持髌骨力线（但大多数急诊难以提供此类支具）。
- 复发性髌骨脱位一般不需要外固定，因为不存在韧带的急性损伤；这类患者应该到骨科门诊治疗，明确是否需要手术纠正。

预后

- 大多数髌骨脱位患者可以通过非手术治疗，重点是康复（特别是加强股内侧肌以帮助髌骨轨迹内移）。
- 如果出现骨软骨损伤，应到骨科随诊并安排关节镜手术，需根据骨折块大小和缺损位置决定治疗方案，可以选择切除术或者复位治疗。
- 复发性髌骨脱位约占所有病例的 25%。

髌骨骨折

要点

- 通常是膝盖前部受到直接力（如摔倒或仪表盘损伤）。
- 根据伸膝结构的完整性确定是否需要手术治疗。
- 髌骨是人体最大的籽骨。
- 二分髌骨与骨折类似，但实际上是正常变异。

临床表现

- 常见的受伤机制是髌骨遭受直接猛击，如跌倒时膝关节前方着地或仪表盘损伤。
- 间接损伤机制是由肌肉收缩导致髌骨上极（股四头肌腱止点）或下极（髌腱始点）撕脱骨折，这些骨折类型包含在"股四头肌肌腱 / 髌腱撕裂"内。
- 疼痛和肿胀局限于膝关节前方。
- 难以负重。
- 需行主动直腿抬高试验来检查伸膝结构的完整性。
- 疼痛也可能导致足跟无法抬离床面，所以需要鼓励患者忍耐疼痛来正确完成股四头肌肌腱功能的评估。

注意：需行主动直腿抬高试验来检查伸膝结构的完整性，鼓励患者忍耐疼痛正确完成评估，因为这可以避免不必要的手术。

诊断性检查

- X 线片（图 4.18 至图 4.20）通常可以显示骨折。髌骨轴位片有助于更好地评估骨折。可能发生多种骨折，如垂直的、水平的和星形的。
- 二分髌骨是正常的生理变异（发生率为 2%~5%），往往发生于髌骨的外上象限，X 线片上可见的弧形透亮影，因此容易被误认为骨折（需结合临床来排除骨折诊断）。

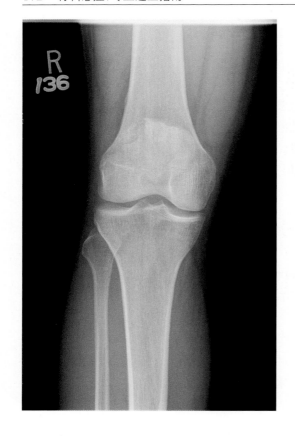

图 4.18 二 分 髌 骨。多 见 于 外 上 1/4 的 位置，常 为 生 理变异的表现。（经 Arun Sayal 医师授 权，允许使用。）

治疗

- 如果伸膝结构完好，则无须手术治疗，使用支具维持膝关节伸直位，并建议几天内骨科随诊。
- 外固定装置既可以是贴合性良好的膝关节支具，也可以是加压绷带（塑形为股骨上 1/3 至踝关节的后托，确保膝关节伸直）。
- 非手术治疗患者可以适当负重。
- 如果伸膝结构受损，建议请骨科会诊，尽早安排手术治疗。

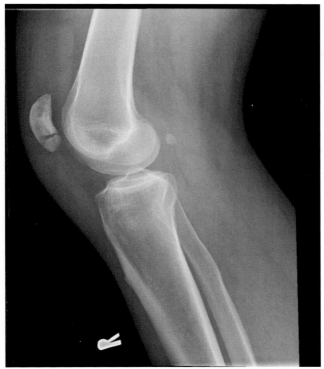

图 4.19 无移位的横行骨折。另外，可见膝关节后方的籽骨，这是一种生理变异。（经 Arun Sayal 医师授权，允许使用。）

预后

- 保守治疗的病例需要密切随访，3 周后开始轻度的 ROM 锻炼。
- 无论手术治疗还是保守治疗，均可能出现膝关节僵硬的并发症，此时往往需要功能康复治疗。
- 手术并发症包括：感染、植入物反应和骨折块缺血性坏死。
- 如果骨折块并非解剖复位，将在数年内进展为髌股间隙的骨性关节炎。

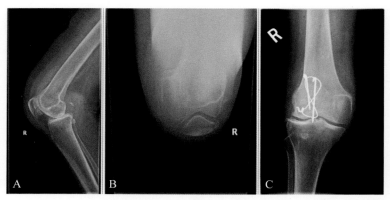

图 4.20 （A）髌骨粉碎性骨折。（B）同一髌骨骨折的轴位片，提示粉碎性骨折。（C）考虑到患者缺少完整的伸膝结构，予以手术张力带内固定。（经 Arun Sayal 医师授权，允许使用。）

参考文献

Harrison BK, Abell BE, Gibson TW. The Thessaly test for detection of meniscal tears: validation of a new physical examination technique for primary care medicine. *Clin J Sport Med.* 2009;19(1):9-12. doi: 10.1097/JSM.0b013e31818f1689.

www.orthobullets.com. Similar to below in that it is by orthopedic surgeons for orthopedic surgeons. It is more succinct but has fewer references.

www.WheelessOnline.com. From Duke University Medical Center's Division of Orthopedic Surgery, a comprehensive review for orthopedic surgeons. A little light on the actual ED treatment (it is intended for orthopedic surgeons), but reasonably good imaging examples, and explanations of operative indications are well covered.

第 5 章

足踝急症

Brian Tscholl

跟腱损伤

临床表现

- 跟腱损伤经常表现为踝关节后方突发的疼痛感,不伴有直接的外伤。
- 患者通常为 30~40 岁的男性,他们近期开始某种新的运动(如跳跃运动)。
- 患者通常可以走动,但平衡性很差且伴随疼痛。

生理学

- 断裂处通常位于距离跟腱在跟骨的附着点近端 2~5 cm 处。这里是血管分布减少的"分水岭区域"。
- 这些损伤与近期使用氟喹诺酮类药物有关。

注意:对于主诉踝关节疼痛但不伴有直接或相应外伤的患者,应高度怀疑跟腱损伤。

诊断性检查

- 查体是诊断的关键。
- 患者通常保留有踝关节跖屈的功能,因为他们的踇长屈肌和趾长屈肌是连续的。
- 患者的跖屈通常较弱,并且抵抗跖屈动作时伴有压痛。
- 踝关节和跟腱后方的触诊有可能触到间隙。
- 该区域常可见瘀斑和肿胀。
- Thompson 试验阳性。

* 将患者双脚的鞋袜脱去,让其俯卧在检查床上。
* 将健侧的膝关节屈曲至 90°,该侧踝关节会出现跖屈的休息位。
* 当挤压小腿时,该侧踝关节将会跖屈。
* 在跟腱断裂的一侧,当膝关节屈曲时,踝关节将维持在 90° 屈曲位。此外,当挤压患侧小腿时,患侧踝关节不会出现运动。
* 这种挤压小腿时,踝关节未出现运动的现象,即表明 Thompson 试验阳性。
• 为了确定没有跟骨撕脱骨折,行足部或踝关节的 X 线检查是必要的。

注意:查体是诊断跟腱损伤的最佳方法,且确诊的金标准是 Thompson 试验。

治疗

• 让患者患侧踝关节保持跖屈休息位,并用后方夹板固定。
• 条件允许的情况下,也可以应用跖屈 15° 的助行靴。
• 需要让患者拄拐并保持患肢非负重状态。

预后

• 跟腱断裂的远期预后非常理想。
• 以往,患者在 1~2 周内行手术修复。然而,新的文献报道某些非手术治疗的患者通过石膏固定和功能康复,最终取得了同样良好的结果。
• 通常情况下,患者在跟腱断裂 4~6 个月后可以恢复体育运动。

踝关节骨折与脱位

临床表现

• 踝关节骨折患者的病史各不相同,从单纯的扭伤和跌倒到机动车相撞。
• 对于大多数的踝关节骨折,患者表现为伤侧无法负重。
• 患者经常主诉内踝或外踝的疼痛。

生理学

- 踝关节骨折可以由旋转应力损伤所致,也可为轴向负荷的结果。
- 在旋转应力损伤中,损伤通常为内翻或外翻应力作用于踝关节产生的结果。
- 在内翻应力损伤过程中,损伤通常始于远端腓骨尖(外踝),并且以环绕的方式进展至踝关节后方(后踝),然后进展至踝关节内侧远端部位(内踝)或三角韧带(图 5.1)。
- 外翻应力损伤常始于内踝或三角韧带,随后进展至后踝,接着为外踝。
- 相反,Pilon 骨折是轴向应力作用于足上方的结果。它可以出现在突然减速(从高处坠落)或者直接暴力(机动车迎面碰撞)的情况下。距骨被暴力作用于胫骨远端关节面,导致胫骨远端完全骨折。

诊断性检查(图 5.2 和图 5.3)

- 拍摄踝关节的 X 线片。
  - * 包括正位、侧位和踝穴位。
    - − 踝穴位指踝关节内旋约 20° 拍摄的前后位片,因为此时内踝和

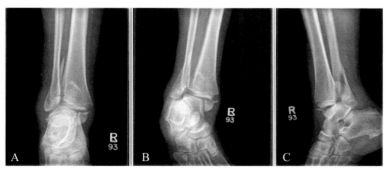

图 5.1　三踝骨折的不同角度 X 线片,正位(A)、斜位(B)和侧位(C)。这是一种需要手术修复的极不稳定的损伤。腓骨存在 Weber C 型骨折。(经 Michael Abraham 医师授权,允许使用。)

　　　　外踝位于同一额状面。

- 尤其在伴有脱位的踝关节骨折中,诊断很容易。
- 查体时应关注皮肤损伤、运动功能和血运情况。
- 血管检查不仅对最初的评估很重要,而且在任何脱位或手法复位后更为重要。
- 骨折复位后对于轻微触摸的感知力也常得到改善。

注意:单独的内踝骨折,它可能提示一种旋转性损伤,在这种损伤中,骨折的能量从下胫腓联合体向上传递,即 Maisonneuve 骨折。单独的内踝骨折也应行胫腓骨 X 线片以排除这种损伤。

治疗

- 开放性骨折需要请骨科急会诊。
  * 伤口应该由急诊医师冲洗和包扎,以降低感染的风险。
  * 考虑开始用抗生素(如头孢唑林),从而降低感染风险。

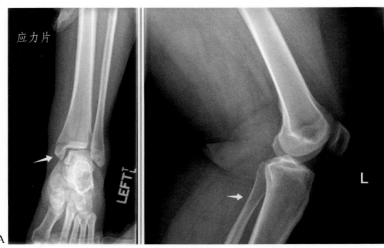

图 5.2　图像显示胫骨远端骨折(A)合并腓骨近端骨折(B)的 Maisonneuve 骨折。胫骨远端损伤常需要评估腓骨头情况,从而排除此类损伤。(经 Michael Abraham 医师授权,允许使用。)

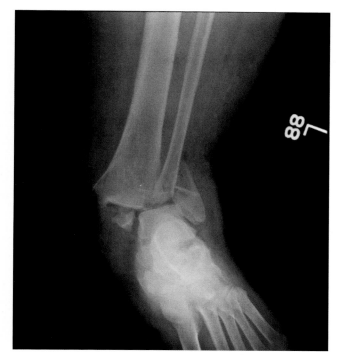

图 5.3 踝关节骨折伴脱位,可见距骨上胫骨外侧脱位及踝穴完全断裂。(经 Michael Abraham 医师授权,允许使用。)

- 踝关节骨折脱位应及时处理。距骨常向外侧半脱位或脱位,这会累及内侧皮肤的完整性。复位的目的在于让距骨回到胫骨远端下方(踝穴),并缓解对皮肤产生的压力。
- 复位过程可在镇静、关节内注射局麻药(不含肾上腺素)的情况下完成,或在强有力的纵向牵引下迅速完成。
- 某些关节内注射的情况下,距骨内侧常会有很大的空间,很可能提示距骨在踝穴内向外侧脱位。
  * 浅表标志为胫前肌腱。
  * 注射点可以选在该标志内侧。

　　　　＊ 常可触及一个较软的点以标记合适的注射部位。
- 骨折复位。
　　＊ 骨折移位加重。
　　　　− 某些外侧脱位的情况，向外侧移动踝关节后会使得踝关节极度外翻。
　　　　− 让膝关节屈曲常有助于放松腓肠肌。
　　＊ 应用纵向牵引使骨块回到其正常位置。
　　＊ 可由一个助手在胫骨近端或股骨远端对抗牵引。
- 复位后，关节制动。
　　＊ 伴有脱位的骨折应同时行后方夹板和马镫夹板，从而保证内侧和外侧的稳定性。
　　　　− 这样可以同时防止踝关节背伸、跖屈、内翻和外翻。
　　＊ 稳定的骨折应采用单纯后方夹板固定。
　　＊ 腓骨远端骨折（Weber A 型）可以用后方夹板或 CAM 步行靴制动，并且很多患者可在自己能够承受的范围内立即负重。
- 复位后有必要复查 X 线片，从而确保踝关节复位且准确对齐。
- 踝关节平面以上的腓骨骨折（Weber B 和 C 型）需要手术修复。
- 出院指导应包括抬高患肢、冰敷及保持非负重状态。

预后

- 踝关节骨折的预后与其临床表现相关，而且取决于所涉及的能量和是否存在相关的软组织损伤。
- 一些骨折需要外科手术干预，联合切开复位和内固定；而其他骨折则行保守治疗，应用夹板或管型。
- 通常情况下，需要手术干预的踝关节骨折术后需要保持 6~12 周的非负重状态。

后足和中足损伤

临床表现

- 这类损伤主要包括以下几种情形。
  * 跟骨骨折：
    - 由轴向应力导致的损伤，与踝关节 Pilon 骨折相似。
    - 伴随任何轴向应力的损伤，评估膝关节、髋关节、骨盆及腰椎的损伤情况至关重要。
    - 患者无法用足跟承受重量。
  * 距骨骨折（图 5.4）：
    - 由被动背伸的踝关节承受轴向应力所致。
    - 这种损伤通常是高能量创伤的结果，并且由于距骨颈薄弱的血液供应，必须立即发现骨折以进行最佳治疗。
    - 即使给予恰当处理，距骨缺血性坏死仍然是常见的远期并发症。
  * Lisfranc 损伤：
    - 由轴向应力作用于跖屈状态的足跟。
    - 一个常见的例子是，一名足球运动员的足趾插入地面，但是其足跟为离地状态。此时另一名运动员碾到其足跟上，导致 Lisfranc 关节损伤。
    - Lisfranc 关节位于楔骨和第 1、第 2 距骨基底之间。
    - Lisfranc 韧带连接内侧楔骨和第 2 距骨基底。
    - 这类损伤在急诊经常漏诊，并且漏诊是日后医患纠纷（打官司）最常见的原因之一。
  * 跖骨损伤（图 5.5A、B）：
    - 常由内翻 / 外翻损伤抑或直接外伤导致。
    - 第 5 跖骨骨折最常见。
      ○可分为撕脱骨折、远端骨折或"Jones"骨折。

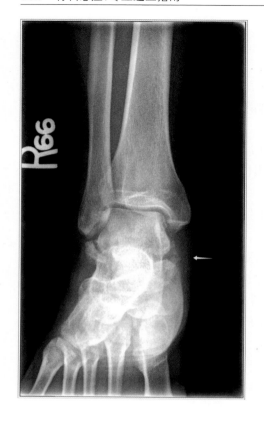

图5.4 X线片上箭头所示距骨内侧骨折。在这类损伤中,骨不连的发生率很高并且需要手术修复。(经 Michael Abraham 医师授权,允许使用。)

○ Jones 骨折需要更加积极的随访和处理,因为其畸形愈合、不愈合以及缺血性坏死的风险有所增加。

注意:在做出"足扭伤"的诊断之前,优先考虑 Lisfranc 损伤的诊断并据此对患者做出适当处理。这类损伤在急诊时经常漏诊,并且漏诊是造成日后医患纠纷(打官司)最常见的原因之一。

诊断性检查

- 查体应包括神经血管的评估并记录皮肤损伤。
- 任何涉及轴向应力形式的损伤均应及时评价同侧膝关节、髋关节、骨

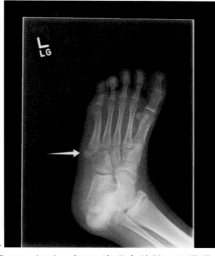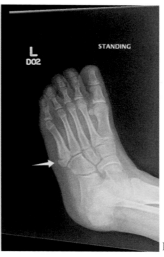

图 5.5 （A）一名 11 岁儿童的第 5 跖骨骨折，如箭头所示。（B）同一患者保守治疗 1 个月后。（经 Michael Abraham 医师授权，允许使用。）

盆及腰椎情况。

- 拍摄足部 X 线片。正位、斜位和侧位片是标准检查。
  - ＊ 跟骨骨折时，应同时拍摄 Harris 跟骨轴位片。
  - ＊ 在评估 Lisfranc 损伤时，在第二跖骨基底内侧可见斑纹征象。
    - 这是由于强韧的 Lisfranc 韧带牵拉产生的小骨片，并且应当引起医师的注意，考虑是否存在更严重损伤的可能性。
  - ＊ 负重位 X 线片对于可疑 Lisfranc 损伤患者的诊断有很大帮助。
    - 然而，由于患者的不适，很难在紧急情况下拍摄此类 X 线片。
  - ＊ CT 检查在判断距骨和跟骨骨折严重程度方面很有用，并且在 X 线片高度怀疑却无法确诊的情况下有帮助。

治疗

- 制动、保持非负重状态并及时转诊骨科是主要的治疗方式。
- 跟骨骨折：

- ＊ 需要软而厚的敷料，用或不用后方夹板。
- ＊ 传统上，手术需推迟 10~20 天以便消肿。然而，现在外科医师经常选择在伤后 24~48 小时肿胀达到最大值之前手术治疗。
- ＊ 骨科急会诊或随访。
- 距骨骨折：
  - ＊ 存在移位的距骨颈骨折需要紧急固定，通常在 24 小时内。
  - ＊ 在行手术前优先用后方夹板固定、冰敷、抬高患肢对于稳定关节是十分必要的。
  - ＊ 在急诊行骨科急会诊。
- Lisfranc 损伤：
  - ＊ 意识到 Lisfranc 损伤并把它与单纯"足扭伤"相鉴别是治疗的关键。
  - ＊ 用后方夹板制动。
  - ＊ 骨科急会诊或随访。
- 跖骨骨折：
  - ＊ 第 5 跖骨近端撕脱损伤可通过穿硬底鞋并尽可能在承受范围内负重治疗。
- Jones 骨折：
  - ＊ 佩戴后方夹板并保持严格的非负重状态。
  - ＊ 骨科急会诊或随访，因为此类患者常需行切开复位内固定治疗。

注意：距骨骨折常需在 24 小时内行手术修复。有必要收入院并行神经血管检查。

预后

- 与踝关节骨折相比，距骨骨折和跟骨骨折的预后需更加谨慎。患者常需要手术干预以恢复正常的解剖关系，但这常常只是暂时延缓了创伤后关节炎的发生。
- 要求保持 4~12 周的非负重状态。
- 应告知患者，跟骨和距骨的损伤想要完全恢复到受伤前的功能是不大可能的。

- Lisfranc 损伤较为特殊。及时发现并恢复跖跗关节复合体的解剖关系,常可达到伤前的状态和运动水平。

异物

临床表现

- 常见主诉。
- 患者在受伤时常为赤足,不过异物刺穿鞋底也很常见。
- 患者经常尝试除去异物,但无法去除全部异物。

诊断性检查

- 获取完整的病史:
  * 询问异物具体是什么(如玻璃、木屑、金属)。
  * 记录患者是否正穿着鞋子,是什么类型的鞋。
  * 记录患者的破伤风免疫状态。
- 完成伤处的查体:
  * 记录伤口的入口,包括它的大小、颜色、何种气味,以及是否可见异物。
  * 标记任何感觉缺失的部位或活动范围。
- 如果异物是不透射线的,行 X 线片检查很有帮助(如金属、某些塑料和玻璃),但所有患者均应行 X 线片检查。
  * 这可以帮助排除不透射线的异物,同时也可以评估任何皮下积气。
  * 在拍摄 X 线片之前,在皮肤表面放 2 或 3 个射线标记物或小球很有帮助。通过标记两张正交片上小球的位置,接着用 X 线片对异物的去除做三角测量定位。
- 超声对于确定射线可穿透(不显影)的异物很有帮助。
  * 超声可以记录异物的位置和深度。
  * 条件允许的情况下,在超声检查结束后应在皮肤表面做记号以标

记异物的位置和深度。

注意:超声不仅对于识别异物很有帮助,而且利用其实时可视化功能可去除异物。

治疗

- 冲洗伤口:
  * 通常这样做就足以将异物去除。
  * 考虑应用局部麻醉,使患者感觉更舒适。
- 在新鲜的伤口和异物这类情况中,异物所造成的通道就是唯一存在的通道。
  * 在用钝针冲洗伤口之后,用止血钳探查伤口是十分必要的。
- 在受伤几天后,通道很可能有一部分已经愈合,并且"盲去除"变得更加困难。
  * 冲洗伤口后,转诊至骨科在透视辅助下去除异物常常是必要的。
- 应确认破伤风的免疫状态,并根据需要更新免疫。
- 根据需要给予抗生素治疗。
- 糖尿病患者和被异物穿透橡胶底鞋子的患者应给予氟喹诺酮类药物预防性治疗。

预后

- 因异物受伤的患者预后通常良好,但要取决于是否有其他结构受到损伤。
- 在糖尿病患者中,尤其是伴有周围神经病变的患者,异物可导致骨髓炎和慢性感染,最终可能发展为截肢。

感染

临床表现

- 足踝的感染在表现和临床意义上具有多样性。

- 甲癣、嵌甲、足癣和脚癣病程为良性,而脓肿和糖尿病足感染则代表更严重的感染过程。

诊断性检查

- 足部感染的评估基于潜在的可疑临床诊断。
- 询问并记录任何慢性疾病,尤其应问及是否患有糖尿病。
  * 患者的常规检查中除了血糖升高不伴有任何其他改变可能提示惰性感染。
- 查体应注意:
  * 足的整体外观和温度,以及任何区域的波动感。
  * 远端脉搏和轻微触觉十分重要。
  * 应用记号笔划出红斑的轮廓。
- 应留意任何皮肤破损,尤其是足趾间的破损。

注意:以足部红肿热但不伴有任何皮肤破溃而到急诊就诊的糖尿病患者,可能为急性 Charcot 关节病而非感染。为了区别两种疾病,应让患者平躺,抬高患肢。如果患者有蜂窝织炎或感染,则红斑将不会发生变化。反之,如果红斑有所改善,则有可能为 Charcot 关节病。

- 对于临床表现更严重的患者需进行实验室检查。
  * CBC、ESR、CRP、HbA1c 和血培养。
- 足踝部的 X 线片将有助于评价骨髓炎、骨折、异物和 Charcot 关节病。
- CT 与 MRI 在脓肿的评价方面很有帮助。
- MRI 对于骨髓炎特异性更强,但在急诊的评估中极少应用。

治疗

- 嵌甲:
  * 将一缕棉线放置于趾甲疼痛侧边缘下方,使趾甲继续生长且不会刺穿真皮缘。
  * 如果嵌甲对于保守治疗无效(顽固性),需要转诊足病医师,在足趾麻醉下行趾甲部分切除术。

- 足癣：
  - * 应用非处方抗真菌药物治疗。
  - * 这些药物需在症状消失后继续应用 2~4 周。
  - * 在慢性患者中药物有必要覆盖葡萄球菌和链球菌菌种。
- 脓肿：
  - * 如果位置表浅，应行脓肿切开。
  - * 化脓性物质的培养将有助于后续的抗生素治疗。
  - * 慢性伤口的表面拭子和培养没有帮助，不应该做。
- 糖尿病足感染和急性骨髓炎：
  - * 常需收入院行Ⅳ代广谱抗生素治疗。
  - * 如果存在某些区域易于切除，需请足病科、骨科会诊。

预后

- 预后的多样性由基础诊断决定。
  - * 糖尿病足感染是导致膝下截肢的最常见原因。及时诊断和治疗可以帮助避免此类并发症的发生。
  - * 大多数的感染愈合良好，不伴有远期后遗症。
  - * 足癣感染常为慢性并且频繁复发。

推荐阅读和参考文献

Benirschke SK, Meinberg E, Anderson SA, Jones CB, Cole PA. Fractures and dislocations of the midfoot: Lisfranc and Chopart injuries. *J Bone Joint Surg Am.* 2012;94:1325-37.

Coughlin MJ, Mann RA, Saltzman CL. *Surgery of the Foot and Ankle.* 8th edn. PA: Mosby. 2007.

PorterDA, Schon LC. *Baxter's The Foot and Ankle in Sport.* 2nd edn. PA: Mosby/Elsevier. 2008.

Ross A, Catanzariti AR, Mendicino RW. The hematoma block: a simple, effective technique for closed reduction of ankle fracture dislocations. *J Foot Ankle Surg.* 2011;50:507-9.

Thakur NA, McDonnell M, Got CJ, et al. Injury patterns causing isolated foot compartment syndrome. *J Bone Joint Surg Am*. 2012;94:1030-5.

Wedmore IS, Charette J. Emergency Department evaluation and treatment of ankle and foot injuries. *Emerg Med Clin North Am*. 2000;18:85-113, vi.

White BJ, Walsh M, Egol KA, Tejwani NC. Intra-articular block compared with conscious sedation for closed reduction of ankle fracture–dislocations. A prospective randomized trial. *J Bone Joint Surg Am*. 2008; 90:731-4.

Willits K, Amendola A, Bryant D, et al. Operative versus nonoperative treatment of acute Achilles tendon ruptures: a multicenter randomized trial using accelerated functional rehabilitation. *J Bone Joint Surg Am*. 2010;92: 2767-75.

脊柱急性损伤

第 6 章

Kelley Banagan

急性脊柱损伤：颈椎、胸椎、腰椎骨折及脊柱损伤的患者

要点

- 创伤患者脊柱损伤的初步评估是非常重要的，因为漏诊可能会导致永久性和毁灭性的神经损伤。
- 脊髓和脊柱损伤在两个不同年龄组的患者中较为常见，也具有不同的机制。较年轻的患者一般承受由高能量造成的损伤，而脊柱僵硬或那些有发生骨质疏松性骨折危险的老年患者则多由低能量损伤所致。
- 闭合性颅脑损伤和面部创伤应进一步检查是否伴有颈椎损伤，因为这提示颈椎可能遭受较大的暴力。
- 如果发现单一的脊柱骨折，应评估其他节段潜在的脊柱损伤。

评估及处理

- 在受伤现场通过相应方案及设备使患者制动以保护脊柱，同时安全解救患者并转运至急诊可以提升脊柱损伤患者的生存率，降低神经损伤的风险。
- 不良的制动及处理会在原有事故或损害的基础上加重神经损伤。
- 患者在转运过程中的制动应该包括坚硬的颈托及身体侧方的支撑，并采用约束带及体部的支撑物将患者固定在背部硬板上。

- 小儿是特例,因为他们的头部大于体部,比例并不是很协调。不应该将他们在背部硬板上完全放平,因为这样可能会造成颈椎前方移位或弯曲损伤。为了适应这种解剖学上的变化,背部硬板需具备枕部凹陷,或者在躯干或硬板下放置垫子。
- 在转运强直性脊柱炎患者的过程中也需要格外注意体位。这些患者有固定的脊柱后凸畸形,在转运过程中需要尽量保持这种姿势。患者的头部需要使用多个枕头来垫高。
- 长时间不必要的固定会导致压疮和其他疾病的发病率增加;患者应及时从硬板上移出,一旦排除颈椎损伤,应立即取下颈圈。

紧急评估:ABCDE

- **气道(Airway)**:在对严重创伤患者进行气道管理的同时应该使颈椎保持在相对固定的位置。在颈椎中立位同轴固定时进行直接喉镜检查和经口气管插管是一种很好的方法。

注意:手动的同轴牵引已经不再被使用,因为这可能会使颈椎损伤进一步分离,尤其是在颈枕部连接处。目前更多采用同轴制动,并且不能对颈椎进行任何牵引。

- **呼吸(Breathing)**:在 C3 或 C3 以上发生脊髓损伤的患者通常需要现场紧急插管。有呼吸衰竭症状的患者应提前插管。
- **循环(Circulation)**:如果出现低血压,应假定出血性休克造成的,接下来就需要尽快找到出血点。初步的治疗包括积极的液体复苏和血管升压素,这些都是很必要的。

注意:车祸中安全带损伤的患者有胸腰椎屈曲牵张损伤的,应评估腹部创伤,包括钝性主动脉损伤。

- **神经源性休克**:典型表现为心动过缓时低血压。大约 20% 的颈椎损伤患者会出现这种情况,这是周围血管和心脏交感神经兴奋性中断的结果。

注意:神经源性休克常见于 T4 以上脊髓损伤的患者。

- **伤残及暴露**:应在二次查体时进行记录。压痛、肿胀、瘀伤或塌陷变形可能是脊柱损伤的指征。直肠指诊和直肠张力评估是神经系统评估和一般创伤评估的重要组成部分。

注意： 由轴向负荷造成的下肢损伤，例如跟骨骨折、pilon 骨折或者胫骨平台骨折，医师应注意评估有无伴发的胸腰椎爆裂骨折。

神经系统评估（表 6.1 至表 6.3）

- 急性神经系统评估是依照脊髓损伤神经分型的国际标准，即以前的 ASIA 标准。
- 运动系统检查：分别测量 5 个上肢及 5 个下肢肌肉肌力的评分，该评分为 0~5 分，由医学研究协会制订。
- 感觉系统检查：系统检查身体 28 对皮肤区域感觉功能，每个皮肤区域须施行针刺与轻触两种检查；感觉主要分为缺失、损害或正常，分别评分为 0、1 和 2 分。
- 反射：在脊髓损伤患者中，最初通常表现为反射消失，四肢无力。在脊髓损伤的后期，反射会变得亢进。
- 病理性巴宾斯基征和上运动神经元的功能受损密切相关。该反射可以通过使用半尖锐的物体轻刮足底外侧而引出。病理性表现为大踇趾伸展，其余足趾呈扇形展开。
- 球海绵体反射是通过拉动导尿管、刺激龟头或阴蒂来进行的，并评估反射性肛门收缩是否发生。
- 脊髓休克：急性脊髓损伤的一种暂时状态，以损伤平面以下的反射功能丧失为特征，通常持续 24~48 小时，包括球海绵体反射在内的反射恢复，意味着脊髓休克状态结束。在脊髓休克恢复之前，完全脊髓损伤的诊断是不准确的。

注意： 如果 S4-S5 出现任何形式的轻微触碰或针刺觉，或者出现任何肛门感觉或收缩，则患者脊髓损伤不完全。

- 感觉平面：针刺觉和轻触觉正常的最远平面。
- 运动平面：有完整的神经支配的最远平面，在该水平以下伴有运动功能缺陷。

表 6.1　脊髓损伤的通用标准：ASIA 损伤评分（AIS）

AIS	水平
A	在骶部最低处没有运动及感觉功能
B	在骶部最低处有极不敏感的感觉功能，但没有运动功能
C	神经损伤平面以下保留运动功能，主要肌群肌力 2 级或更低
D	同上但肌力 3 级或更高
E	正常的活动及感觉功能

ASIA 损伤评分（AIS）：被广泛认可的脊髓损伤分类评估系统。

表 6.2　肌肉力量分级系统

分级	描述
5	肌肉正常收缩，同时可以完全对抗阻力
4	肌力减退，但肌肉收缩并可以在阻力下活动关节
3	肌力减退，并且在去除检查者阻力的情况下仅能对抗重力
2	肌肉仅能在不对抗重力的情况下运动
1	仅可以触到或看到轻微的肌肉颤动或活动，
0	观察不到任何的肌肉活动

表 6.3　椎体水平和所控制肌群

椎体水平	控制肌群
C5	屈肘
C6	伸腕
C7	伸肘
C8	远端手指屈曲
T1	手指外展
L2	屈髋
L3	伸膝
L4	踝关节背屈
L5	大踇趾伸展
S1	踝关节跖屈，自主肛周收缩（有或无）

注意：最远端肌肉有 3 级或更高肌力时被认为是完全神经支配，因为肌肉是由多条神经支配的。

脊柱损伤患者的初步影像学评估

- 使用 NEXUS 和加拿大颈椎规范，以帮助他们在没有影像学辅助的情况下排除颈椎损伤。
- 无症状患者，同时符合以下标准的无须接受影像学检查：
  * 完全清醒，有意识并且完全配合检查。
  * 受到低能量的创伤。
  * 神经系统未受损伤。
  * 无近中线压痛。
  * 可以主动在 45°范围内旋转头部。
  * 没有多发伤。

注意：有颈痛、触痛和迟钝的患者需要进行影像学评估。伴其他损伤的患者应采取脊柱预防措施，直到其他损伤得到解决。

- 在大多数机构，CT 已经取代了传统的 X 线片，成为评估潜在脊柱损伤的首选成像方式。
- MRI 是评估韧带损伤、神经元创伤和压迫，以及椎间盘突出的首选方法。

注意：不是所有磁共振成像上的异常表现都有临床意义。MRI 有时在检查颈椎及胸腰椎后方韧带的损伤时会存在过度夸大损伤的情况。

特殊人群：强直性脊柱炎及弥漫性特发性骨肥厚症（DISH）

- 当评估潜在脊柱损伤时，准确判别强直性脊柱炎及 DISH 患者是非常重要的。
- 即使低能量创伤，也可能会对这些患者造成骨折和致命性的神经损伤。

- 如果骨折未被发现或骨折治疗延迟,这些患者可能会遭受神经功能迅速恶化
- 传统判断脊柱稳定性的方式并不适合这类患者,因没有移位就断定骨折稳定是错误的

注意:强直性脊柱炎或 DISH 患者出现颈部或背部疼痛时,应假定他们发生骨折。进一步的影像学检查(如 CT 或 MRI)是必须的。

脊柱损伤患者的急诊处理

- 如果损伤得到确诊,脊柱必须得到保护,直到给予最终的处理措施(如颈椎骨折患者用颈托并采取预防性保护脊柱的措施)。
- 如果患者有颈枕部分离,应尽快使用 halo 架,以应对这种不稳定的损伤。
- 是否对脊髓损伤的患者使用大剂量的糖皮质激素尚存在争议,而且并不是治疗的标准。
- 控制血压已被认定为保护神经的重要措施,通过积极扩容治疗和血管升压素可以保持主动脉压在 85~90 mmHg(11.3~12.0 kPa),持续5~7 天。这具有良好的神经学效果。

注意:应当避免急性脊髓损伤患者出现低血压。

马尾综合征

要点

- 马尾综合征最常见由中央型椎间盘突出造成。
- 通常在背痛和双侧坐骨神经痛的基础上出现会阴感觉丧失和泌尿系统功能障碍。
- 年轻的患者常受累。
- 急诊减压常被视为治疗的首选。

症状

- 尿潴留后出现充盈性尿失禁，通常是无痛的。
- 肛门括约肌张力下降或大便失禁。
- 鞍部麻痹，包括尿道或阴道的感觉丧失。
- 双下肢乏力或麻木。
- 渐进性神经功能丧失。

体格检查

- 患者可能有背痛、椎旁肌肉痉挛和坐骨神经痛等症状。
- 会阴区的麻痹或针刺觉减弱。
- 膀胱肌或肛门括约肌松弛，或者直肠张力下降。
- 主要肌群运动测试为运动无力。

治疗

- 如怀疑有马尾综合征的患者应立即行磁共振成像检查。
- 为了防止由于膀胱过度膨胀而造成损伤，应给患者留置导尿管。排空后尿潴留或膀胱区扫描可以协助诊断。
- 怀疑该诊断后立即请神经外科或骨科脊柱专业医师会诊。

脊柱硬膜外脓肿（SEA）

要点

- SEA 是非常少见的，但在高危人群中应予以关注。
- 迅速诊断和治疗可以改善预后，并且将神经并发症降至最低。
- 虽然单纯药物疗效是可以确保的，并且有一些成功的案例，但抗生素和手术干预是治疗的主要选择。

发生率和微生物学

- SEA 约占所有脊髓感染的 7%。

- 伴随以下情况时,SEA 发病率会增加。
  * 高龄人群。
  * 合并较多并发症,如糖尿病。
  * 有创脊柱操作。
  * 静脉使用药物。
- 胸椎是最常见的感染部位,其次是腰椎。
- SEA 经常累及连续的多个节段,并且通常是因为邻近的椎间盘炎或骨髓炎而出现的。
- 血行播散是最常见的感染途径。
- 金黄色葡萄球菌是最常见的组织培养细菌。

脊髓硬膜外脓肿的高危因素

- 糖尿病。
- 静脉吸毒。
- 菌血症。
- 酒精成瘾。
- 创伤。
- 免疫抑制。
- HIV 感染。
- 类固醇药物的长期使用。
- 慢性肾功能不全。
- 恶性疾病。
- 留置中心静脉导管。
- 既往脊柱手术。

临床表现和诊断

- 局限性背痛、发热、神经系统功能障碍是最常见的症状。
- 脓肿直接压迫神经可导致神经系统功能障碍。
- 实验室检查包括:白细胞、血沉、CRP、血培养、尿常规。

注意: X 线片或 CT 的表现可能并不显著,除非同时伴有进行性椎间盘炎或骨髓炎。

增强磁共振成像扫描在评估和检测硬膜外脓肿时是最敏感和特异性检查。如果患者有禁忌不能行 MRI 检查，应尽快行 CT 造影。

应当持续经验性使用抗生素，直到得到细菌培养的结果。

治疗

- 迅速诊断和治疗对于防止神经功能恶化和最大限度恢复是十分必要的。
- 一旦确诊，应迅速咨询神经外科和脊柱外科医师，以便按计划进行外科手术干预。这通常包括受累节段的减压，并伴随靶向性长期抗生素治疗。
- 治疗的主要目的是根除感染，保护或改善神经功能，缓解疼痛，以及维持脊柱稳定性。

椎体压缩骨折

要点

- 压缩性骨折最常见的部位是脊柱。
- 有 1/4 椎体压缩骨折的患者因症状明显而来就诊。
- 疼痛常局限于骨折水平。
- 神经系统症状较为少见。
- 椎体压缩骨折的患者需要治疗骨质疏松。
- 既可以采用手术治疗，也可以选择保守治疗，并且两者都是有效的。

临床评估和影像学检查

- 综合的病史和体格检查是必要的，因为这些患者常合并许多并发症。
- 骨折部位常有明显的压痛。
- 疼痛本质上通常是机械性的（如负重姿势下更严重）。
- 实验室检查需要包括 CBC、BMP 和 ESR，以及血清和尿。

注意:应当排除潜在的感染或恶性病变造成的骨折。

• X 线片是诊断压缩骨折的首选方法(图 6.1 和图 6.2)。

注意:X 线片上椎体高度丢失 20% 或以上可定义为椎体压缩骨折。

• 根据水肿的表现,磁共振成像有助于确定骨折是急性的还是慢性的。

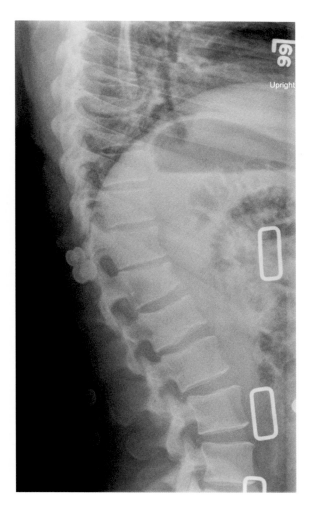

图 6.1　T12 压缩骨折。
(经 Michael C. Bond 医师授权,允许使用。)

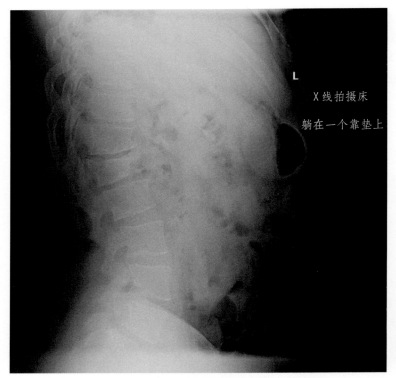

X 线拍摄床

躺在一个靠垫上

图 6.2   L1 压缩骨折。（经 Michael C. Bond 医师授权，允许使用。）

治疗

- 多数的椎体压缩骨折可以通过休息、制动、止痛及支具固定。2/3 的患者对保守治疗有效。

注意：支具可以通过降低骨折椎体的负重、减少骨折部位的活动度及减轻肌肉痉挛来缓解疼痛。

- 应充分评估椎体压缩骨折患者的整体骨健康程度。长期治疗需要风湿科和内分泌科医师协助。
- 药物治疗骨质疏松可以将骨折风险降低约 50%。
- 进行性椎体高度丢失和驼背可能需要尽早手术干预。

腰椎间盘突出

要点

- 30~50 岁是该病的高发年龄。
- 只有 4%~6% 的椎间盘突出患者有症状，而只有 2%~4% 的患者需要手术。
- 腰椎远端节段最常受累，如 L5/S1 和 L4/L5。
- 出现症状的 3 个月内，在没有手术干预的情况下，90% 的患者症状可能会有所缓解。

临床症状和体格检查

- 患者常表现为背痛和腿痛，可有或无诱发事件。
- 腿痛常伴有由椎间盘压迫造成的神经根支配区症状。

注意：坐骨神经痛是诊断腰椎间盘突出最敏感和特异的表现。

- 患者可能会出现受累肢体的髋膝屈曲外旋，以消除受累神经根的张力。
- 因神经根张力增高，会出现直腿抬高试验阳性。

注意：对侧直腿抬高试验阳性比同侧阳性具有更高的特异性。

- 由突出的节段可确定受累的神经根及导致的放射症状，可造成感觉、活动或反射异常。
- 通过准确和全面的神经系统检查来鉴别正常与异常表现，并判断相关症状是否是由腰椎间盘突出造成的，这项能力是非常必要的。

治疗

- 在症状刚出现时通常不适合手术治疗。

注意：绝对的手术指征包括马尾综合征，以及进行性神经系统功能丧失。

- 保守治疗包括：
  * 物理治疗。

* NSAID 类药物。

* 肌肉松弛药。

* 硬膜外类固醇药物注射。

* 口服类固醇药物。

* 针灸疗法。

* 推拿手法。

* 牵引。

参考文献

Hahne AJ, Ford JJ, McMeeken JM. Conservative management of lumbar disc herniation with associated radiculopathy: a systematic review. *Spine*. 2010;15;35(11):E488-504.

Hussain SA, Gullan RW, Chitnavis BP. Cauda equina syndrome: outcome and implications for management. *Br J Neurosurg*. 2003;17(2):164-7.

Jacobs WCH, van Tulder M, Arts M, et al. Surgery versus conservative management of sciatica due to a lumbar herniated disc: a systematic review. *Eur Spine J*. 2011;20(4):513-22.

Longo UG, Loppini M, Denaro L, Maffulli N, Denaro V. Conservative management of patients with an osteoporotic vertebral fracture: a review of the literature. *J Bone Joint Surg Br*. 2012;94(2):152-7.

McGuire R. Case study: AAOS clinical practice guideline: the treatment of symptomatic osteoporotic spinal compression fractures. *J Am Acad Orthop Surg*. 2011;19:183-4.

Pradilla G, Nagahama Y, Spivak AM, Bydon A, Rigamonti D. Spinal epidural abscess: current diagnosis and management. *Curr Infect Dis Rep*. 2010;12(6):484-91.

Rousing R, Hansen KL, Andersen MO, et al. Twelve-month follow-up in forty-nine patients with acute/semiacute osteoporotic vertebral fractures treated conservatively or with percutaneous vertebroplasty: a clinical randomized study. *Spine*. 2010;35(5):478-82.

Schouten R, Albert T, Kwon BK. The spine-injured patient: initial assessment and emergency treatment. *J Am Acad Orthop Surg*. 2012;20 (6):336-46.

第7章

小儿骨科急症

Nathan W. Mick，Amy E. Valasek

要点

- 小儿骨骼与成人相比更富有韧性，因此骨折易形成独特的类型，如
  * 压缩弯曲性骨折。
  * 青枝骨折。
  * 塑性变形。
- 小儿骨骼的新陈代谢率较高，大多数小儿骨折可选择闭合复位，石膏固定。
- 髋关节滑膜炎是典型的继发于上呼吸道病毒感染的髋关节炎性病变，其典型症状是髋关节疼痛和跛行。
- 髋关节滑膜炎具有典型自限性，可采用非甾体抗炎药进行治疗，不过应除外髋关节细菌性感染以降低髋关节严重畸形的风险。
- 股骨头骨骺滑脱发生于青春期前的肥胖儿童。慢性患者可无疼痛表现，不过部分患者可在受轻微创伤后出现疼痛急性加重。
- 大部分患者股骨头骨骺滑脱累及双侧髋关节，仅有小部分出现单侧症状。

小儿骨折的特点

概述

- 儿童骨骼的重塑速度比成人快，因此许多在成人需要切开修复的骨折发生在儿童时可以选择闭合复位。
- 儿童骨骼更具韧性，可出现压缩弯曲性骨折、青枝骨折等成年人不会出现的特殊骨折类型。

- 骺板的损伤常导致严重畸形。

压缩弯曲性骨折

- 压缩弯曲性骨折常发生于干骺端和骨干相接区域，常由疏松的干骺端发生"压褶"引起（图 7.1）。
- 这种骨折主要发生在桡骨远端、胫骨远端、腓骨远端和股骨远端等典型部位。
- 其常见的受伤机制是跌倒时前臂或腿部处于伸直位。
- 治疗方法包括夹板或石膏固定 4 周，骨科门诊随访。部分医院认为采取固定时间较短的治疗方案，能获得相似的治疗效果。
- 预后良好。

注意：压缩弯曲性骨折可通过夹板或石膏固定等适当治疗获得良好预后。

青枝骨折

- 青枝骨折常见于跌倒时上肢处于伸直或单腿跳跃等情形（图 7.2）。
- 由于儿童骨骼具有较好的韧性，一侧骨皮质发生断裂而另一侧骨皮

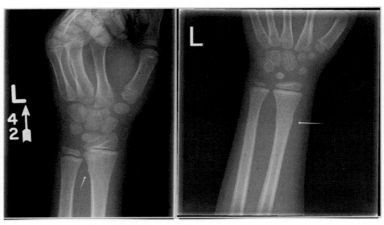

图 7.1　桡骨远端压缩弯曲性骨折（箭头所示）。

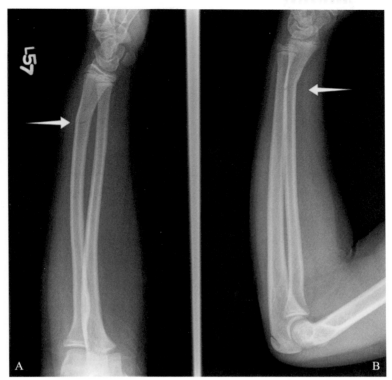

图 7.2 （A）前臂青枝骨折(箭头所示)。(B)典型的屈曲变形(箭头所示)。

质完整,这与试图折断一根嫩枝的情形类似。

- 青枝骨折的治疗包括闭合复位、夹板或石膏固定。
- 如达到良好的闭合复位效果,预后较好。

塑性变形

- 当生长骨受到纵向暴力时可发生塑性变形,比如前臂外展跌倒时所受暴力。
- 骨骼弯曲合并小的骨折可使骨骼变弯,但 X 线片上并不显示明确的骨折线。
- 常发生于桡骨、尺骨或腓骨。

- 如果成角畸形小于 20°，骨折畸形常可自行纠正，不必闭合复位。
- 更大角度的成角畸形需要尝试手法复位。
- 此类损伤在治疗上可选择石膏外固定，很少需要采取手术修复。

骺板损伤

要点

- 采用 Salter-Harris 分型系统描述涉及骺板损伤的骨折类型。分级越高，患者骨骼生长发育发生异常的可能性越大，比如骨骼生长发育停滞、畸形、生长发育成角异常或者生长发育过快。
- 损伤累及骺板占所有儿童骨折的 20%。

注意：Salter–Harris 分型Ⅰ型和Ⅴ型在 X 线片上的表现可能是一样的，通过与对侧肢体的影像进行对比可以帮助区分，人们一般认为Ⅴ型损伤更为严重。

说明

- 生长板或骺板损伤。
- 最常见于生长发育期的儿童长骨，尤其是桡骨远端、腓骨远端、指（趾）骨及肱骨近端。
- 损伤后最易发生生长异常的部位是股骨近端和胫骨近端。

流行病学

- 年龄较小的儿童生长潜能更大，因此一旦发生骺板损伤更容易出现严重的后遗症。

发病率

- 男性的发病率是女性的 2 倍。
- 占所有儿童骨折的 20%。

患病率

- 常发生于儿童生长发育最快的阶段，女生在 11~12 岁，男生在

12~14 岁。

病因学

- 外伤、感染、肿瘤和药物（类固醇、睾酮、雌激素）。

Salter-Harris 分型

- 骨骺骨折可分为 5 型，Ⅲ～Ⅴ型发生骺板损伤的风险最高。
  - * Ⅰ型：骨骺分离。
  - * Ⅱ型：骨骺分离伴干骺端骨折。
  - * Ⅲ型：骨骺骨折（关节内骨折）。
  - * Ⅳ型：骨骺和干骺端骨折（关节内骨折）。
  - * Ⅴ型：骺板挤压性损伤。

体格检查

- 检查肢体有无开放性外伤，是否肿胀，有无骨擦音或骨擦感，以及神经血管损伤情况。

影像检查

- X 线平片：后前位、侧位和斜位片。
- CT 扫描：对于复杂的骨折类型可协助诊断。
- MRI：可以观察骺板软骨并与骨干相区别，是评价骺板损伤最好的检查方法。

治疗

- 冰敷、制动。
- 应用止痛药物。
- 监测并预防骨筋膜室综合征发生。
- 非移位性骨折可采用夹板固定。
- 移位性骨折应在镇静麻醉、神经阻滞或者全身麻醉下复位。用夹板固定，并复查 X 线以确定骨折是否对位良好。

随访

- 患者应在 3~5 日内到骨科复查，夹板固定应维持 1~2 周，直至肿胀消退。

手术

- 如果在闭合状态下难以复位或复位后骨折不稳定，则应在手术室对骨折行切开复位，通过螺钉或内固定钢板进行固定。

预后

- Salter–Harris 分型越高，则骨骺生长异常的发生率越高，这些异常包括生长停滞、畸形、生长成角异常或生长过速等。儿童越接近于骨骺生长成熟期，则生骨骺生长异常的可能性越小。
- 可以通过骨部分切除或骨成形术修复成角或长度畸形。另一种方法是通过抑制对侧肢体骺板生长来维持双侧肢体对称。

监测

- 损伤后需观察 6~12 月以确保骨骼正常生长。

胫骨结节骨软骨炎

要点

- 胫骨结节牵引性骨骺炎。
- 治疗方法主要为休息、冰敷、控制疼痛和髌骨带等对症支持治疗。

说明

- 胫骨结节骨软骨炎是由于胫骨结节受到股四头肌韧带的反复牵拉而引起的牵引性骨骺炎。

流行病学

发病率

- 男性发病率通常为女性的 2 倍。
- 25%~50% 的患者出现双侧症状。
- 患者常有跑步、跳高及蹲起等活动史。

患病率

- 常见于儿童生长发育最快的阶段，女性为 8~12 岁，男性为 10~15 岁。

病因学

- 髌韧带在跑、跳、快速生长、过度使用的过程中对胫骨结节的反复牵拉所致。

内在风险因素

- 股直肌紧张、腘绳肌紧张、高位髌骨及胫骨外旋。

体格检查

- 在胫骨结节上触诊可触及压痛，伴或不伴有周围软组织肿胀。
- 股四头肌肌力测试正常，但可引起局部疼痛。如果小腿肌力减弱，胫骨结节处肿胀，应考虑存在胫骨结节撕脱性骨折。
- 深蹲引起疼痛。
- 排除可能增加膝关节应力的病变（如膝内翻或扁平足）。

影像学检查

- 通常不需要 X 线检查。如果已经拍摄 X 线片，则侧位片通常可以显示结节处骨质硬化。

治疗

- 休息或适当调整运动。
- 冰敷。
- 采用短效抗炎药物治疗。
- 偏心牵引，加强股四头肌和腘绳肌功能锻炼。

- 髌骨支持带。
- 临床检查明确可行足部矫形。

随访

- 如果出现疼痛加剧、跛行、肿胀加重或不能行走，应及时就诊。

预后

- 一般预后良好，当生长较快或活动时可能出现症状加重。
- 许多患者成年后会遗留胫骨结节处突出，成年后做下跪动作时可出现持续性疼痛，表明骨质增生，具备手术指征。

注意：如果病变初期出现肿胀，不能主动伸膝、伸膝肌力下降、不能行走等症状，需拍摄 X 线片以明确是否存在胫骨结节撕脱性骨折。

虐待儿童 / 非意外性创伤

流行病学

- 身患残疾的婴幼儿发生率更高。
- 在超过 80% 的案例中，父母或主要监护人是施虐者。
- 病史与损伤的机制不符。

风险因素

- 家庭暴力。
- 产后抑郁。
- 酒精和药物滥用。
- 早产。
- 对婴幼儿不切实际的期望。

症状和体征

- 描述的受伤机制与损伤不符。
- 儿童生长发育过程中无法承受的严重创伤。

- 软组织损伤多见,如果在面部、脸颊、背部、颈部观察到擦伤或瘀斑等软组织损伤,抑或儿童不常受到的损伤时,应考虑虐待行为。有时也可见儿童身上有成簇或某种特殊类型的擦伤。

高度怀疑由虐待造成的骨折

- 肋骨骨折,尤其是后侧。
- 干骺端骨折或者"桶柄样"骨折。
- 肩胛骨骨折。
- 棘突骨折。
- 胸骨骨折。

中度怀疑由虐待造成的骨折

- 股骨、肱骨和胫骨长骨骨干的横行或螺旋形骨折。
- 多发的双侧骨折。
- 不同愈合阶段的多发骨折。
- 骨骺分离。
- 椎体分离。
- 复杂的颅骨骨折。
- 骨盆骨折。

诊断

- 当病史不能解释损伤时,要保持高度怀疑的态度。
- 仔细检查皮肤。

影像学检查

- 2 岁以下的儿童需行骨骼检查:
  * 颅骨前后位和侧位片。
  * 包括锁骨的胸部后前位片。
  * 胸部左侧和右侧斜位片。
  * 包括骨盆和髋关节的腹部前后位片。

* 包括颈椎、胸椎和腰椎的脊柱侧位片。
* 包括颈椎、胸椎和腰椎的脊柱前后位片。
* 双侧肱骨前后位片。
* 双侧前臂前后位片。
* 双侧股骨前后位片。
* 双侧胫腓骨前后位片。
* 手后位片。
* 足背外侧位片。
- 任何 1 岁以下儿童怀疑受到虐待或 1 岁以上儿童存在头部损伤的相关症状时应行头部 CT 检查。

治疗

- 根据临床症状治疗各处骨折。
- 向相应的儿童保护机构上报虐待儿童的情况。

预后

- 受虐儿童如果没有得到相应的救助,则有可能再次受到暴力伤害。
- 与虐童相关的死亡案例中, 20% 的患儿在死亡前 1 个月曾与健康保护组织有过联系。

无影像学异常的脊髓损伤

要点

- 在 X 线和 CT 影像上脊髓损伤并不明显。
- 常发生于 8 岁以下的儿童。

说明

- 外伤造成脊髓损伤,导致神经功能破坏,但并无 X 线和 CT 影像学异常。由于儿童的脊柱具有较大的活动度和韧性,脊柱弹性的增加,椎体的形状,小关节对线情况,颈椎的最大活动度水平都会增加脊髓损伤的可能性。无影像学异常的脊髓损伤这个术语在 MRI 广泛应用前已被使用。磁共振成像检查可以发现患者存在损伤。

流行病学

- 常发生于 8 岁以下儿童。
- 约占儿童全部脊髓损伤的 5%。
- 3 个主要特征包括：
  * 短暂性感觉异常可能会导致诊断延误。
  * 进展性麻痹可能持续到损伤后 4 天。
  * 制动不良可导致反复发作。

初步评估

- 颈托或脊柱板固定。
- 记录体格检查发现的神经损伤。
- 拍摄颈椎前后位、侧位及开口位的 X 线片或 CT，以除外骨折或脱位。

影像学检查

- 如果患者的 CT 检查结果正常但神经损伤症状持续存在，需进行颈部 MRI 检查。

治疗

- 立刻请神经外科医师会诊。
- 用硬质颈托保持颈部稳定。
- 必要时绝对卧床休息。
- 神经外科会诊医师建议下可在伤后 8 小时内行甲基泼尼松龙冲击治疗。

暂时性滑膜炎

临床表现

- 髋关节的炎症表现常继发于上呼吸道的病毒感染。
- 最常发生于 3~8 岁的儿童,表现为髋关节疼痛,一侧肢体跛行伴有不同程度的髋关节活动受限。
- 可能出现低热,若出现高热,需除外是否存在髋关节细菌感染。
- 受累个体通常没有全身中毒表现。
- 超过 5% 的病例出现双侧症状。

诊断性检查

- 依据临床症状做出诊断。
- 注意区分髋关节滑膜炎、细菌性髋关节炎及莱姆关节炎。
- 患肢负重的无发热患儿,即使存在跛行,也有治愈的可能。
- 如果患儿发热,则需检查全血细胞计数、血沉、超敏 C 反应蛋白等指标。
- 在过去 1 周体温 > 38.5 ℃,血沉 > 40 mm/h,全血细胞计数 > 12 000/mm³,CRP > 2 mg/dL,均为存在细菌感染的危险因素。
- 在莱姆病流行区域行抗体滴度测定能够协助诊断。
- 如果临床怀疑细菌感染,应行超声检查是否有渗出。渗出的存在并不能确诊或除外暂时性髋关节滑膜炎,但能预测是否可以获得体液以便行进一步检查。
- 骨扫描可用来检查是否存在骨髓炎。

注意:超声能够显示髋关节滑囊炎合并积液,大约有 1/4 的患者双侧存在积液,但只有一侧有症状。

治疗

- 非甾体抗炎药(如布洛芬)是主要的治疗药物。
- 可耐受的负重功能锻炼。

预后

- 通常情况下,康复后不遗留后遗症。
- 疼痛可在数日内消失。
- 应用非甾体类抗炎药物后仍有持续性疼痛,应怀疑为股骨头骨软骨病或存在隐匿性感染。

股骨头骨骺滑脱

临床表现

- 常发生于肥胖、青春期前患儿。
- 表现为髋关节疼痛、步态紊乱,无特殊外伤史。
- 可表现为急性疼痛,也可数周至数月无进展。
- 40% 的患儿可累及双侧,但通常仅一侧存在症状。
- 肥胖是股骨头骨骺滑脱的主要危险因素,其他诱因包括:
    * 肾衰竭。
    * 甲状腺功能低下。
    * 生长激素缺乏。
    * 放疗。

注意:股骨头骨骺滑脱的患儿可能表现为膝关节或大腿疼痛而非髋关节疼痛,这可能导致诊断延误。

诊断性检查

- X 线片是初步诊断的检查方法,应包括:
    * 骨盆前后位片。
    * 受累髋关节的蛙腿侧位片。
    * 由于双侧髋关节受累的概率较大,建议行对侧髋关节的 X 线片检查。
- 影像学阳性表现包括:股骨头骺板增宽,骺板不规则或模糊、骨骺滑脱(图 7.3)。

注意：在髋关节前后位片上，股骨颈上缘的延长线应横穿股骨头（Klein 线，图 7.4）。在股骨头骨骺滑脱的病例中，此线会在股骨头上方穿过，表明股骨头滑脱。

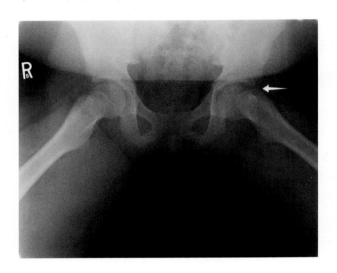

图 7.3　左髋股骨头滑脱骨骺中心显示所谓的"冰激凌甜筒"跌落征（箭头所示）。

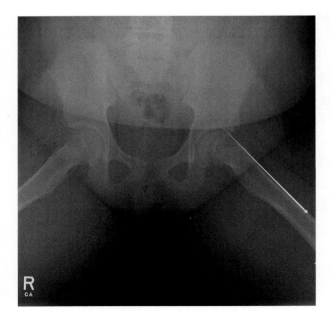

图 7.4　股骨头骨骺滑脱中心显示 Klein 线。此线沿股骨颈上缘与骨骺相交。

- X 线片可作为股骨头骨骺滑脱影像诊断的选择之一。如果患者无法通过 X 线片做出诊断，并高度怀疑疾病存在时，可行 MRI 检查。MRI 检查在疾病初期的诊断中尤为有效。

治疗

- 一旦确诊为股骨头骨骺滑脱，患者不能负重。
- 应于骨科医师处就诊。
- 对于急性滑脱或双侧股骨头骨骺滑脱的患者，一般需住院治疗。
- 治疗方式是通过手术进行复位并固定（图 7.5）。

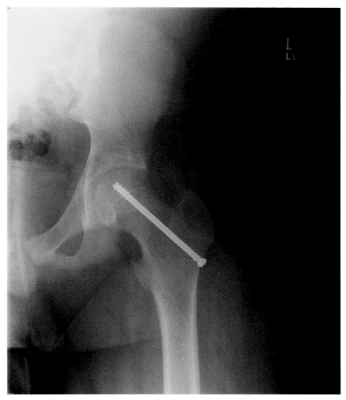

图 7.5　手术置入螺钉对右侧股骨头骨骺滑脱进行固定。

预后

- 50% 的单侧股骨头骨骺滑脱的患者最终会出现对侧的股骨头骨骺滑脱，所以建议紧密随访。
- 通常首次滑脱后 1~2 年内会出现对侧肢体的滑脱。
- 并发症包括股骨头非血源性坏死，常见于急性滑脱和骨骺不稳定患者。
- 慢性步态异常和肢体长度不对称虽然少见，但也会发生。

参考文献

Chasm R M, et al. Pediatric orthopedic emergencies. *Emerg Med Clin N Am*. 2010; (28): 907-26.

Frassica FJ, Sponseller PD, Wilckens JH. *The 5-minute Orthopedic Consult. Philadelphia*, PA: Lippincott, Williams & Wilkins. 2007.

Gholve P, Scher D, Khakharia S, Widmann R, Green D, *et al*. Osgood Schlatter syndrome. *Curr Opin Pediatrics*. 2007;19:44-50.

Jayakumar P, *et al*. Orthopaedic aspects of paediatric non-accidental injury. *J Bone Joint Surg*. 2010; 92-B (2):189-95.

Kermond S, Fink M, Graham K, Carlin JB, Barnett P. A randomized clinical trial: should the child with transient synovitis of the hip be treated with nonsteroidal anti-inflammatory drugs? *Ann Emerg Med*. 2002;40 (3):294.

Kocher MS, Bishop JA, Weed B, et al. Delay in diagnosis of slipped capital femoral epiphysis. *Pediatrics*. 2004;113(4):e322.

Kocher MS, Mandiga R, Zurakowski D, Barnewolt C, Kasser JR. Validation of a clinical prediction rule for the differentiation between septic arthritis and transient synovitis of the hip in children. *J Bone Joint Surg Am*. 2004;86-A(8):1629.

Lalaji A, Umans H, Schneider R, et al. MRI features of confirmed "pre-slip" capital femoral epiphysis: a report of two cases. *Skeletal Radiol*. 2002;31(6):362.

Pang D. Spinal cord injury without radiographic abnormality in children, 2 decades later. *Neurosurgery*. 2004;55:1325-43.

Sarwark JF, LaBella CR, eds. Pediatric *Orthopedics and Sports Injuries*. Elk Grove Village, IL: American Academy of Pediatrics. 2010.

Sink, E., et al. The role of the orthopaedic surgeon in nonaccidental trauma. *Clinical*

Orthopaedic Relation. 2011;469(3):790-7.

Solan MC, Rees R, Daly K. Current management of torus fractures of the distal radius. *Injury* 2002;33:503.

第 8 章

骨科感染和其他并发症

Stephen Y. Liang, Michael C. Bond, Michael K. Abraham

化脓性关节炎

要点

- 感染最初经血行并在关节内播散而形成（菌血症）。
- 邻近的软组织感染或关节的直接接触（如贯通伤、近期的关节穿刺或关节内注射）也可能造成感染，但概率较低。
- 危险因素包括年龄、糖尿病、类风湿关节炎、关节手术、人工关节置换（膝或髋关节）、皮肤感染、静脉用药及长期饮酒等。
- 成人以葡萄球菌及链球菌为主，也有部分免疫功能不全的患者感染革兰阴性杆菌。
- 播散性淋球菌感染也可能造成化脓性关节炎，尤其对于性行为频繁的成人。

临床表现

- 活动后关节疼痛加剧是常见的临床表现，最常累及膝或髋关节。
- 常伴随发热。
- 受累关节的体格检查可能出现：
  * 关节积液，伴有红斑、皮温升高及压痛。
  * 疼痛及活动受限。
  * 浅表组织的蜂窝织炎或脓疱（可见于播散性淋球菌感染）。
  * 偶尔可见多关节受累，尤其是患有淋病奈瑟菌感染或菌血症的患者。
- 对于免疫抑制的患者，症状和体征可能并不典型。

诊断性检查

- 明确诊断主要取决于受累关节的穿刺,最佳的穿刺时机是在使用抗生素之前。
    * 如果人工关节受感染,关节穿刺应由骨科医师完成,最好是在无菌条件下进行,以防止关节内的潜在播散。
    * 关节液送检测定白细胞计数,并进行革兰染色和细菌培养。
    * 关节液白细胞大于 50 000/mm² 即可初步提示化脓性关节炎。
    * 单核细胞比例 > 90% 可进一步提示感染。
    * 革兰染色测定关节液内细菌敏感性仅为 50%~60%。
    * 如果只发现有少量关节液,则优先进行细菌培养试验。
- 在使用抗生素之前进行血培养。
- 行血常规、血沉及 C 反应蛋白检测。
    * 并不是完全准确,但可以定期复查,以明确治疗效果。
- 仔细评估受累关节的 X 线片以排除关节破坏及相关的化脓性骨髓炎。
- 床旁超声可以帮助探查关节内,以及协助关节穿刺。

治疗

- 抗生素治疗。
    * 在细菌培养及药物敏感性试验结果没有得到前,建议对革兰阳性细菌,包括耐甲氧西林金黄色葡萄球菌(MRSA)给予经验性抗生素治疗。
        - 万古霉素 15 mg/kg 静脉滴注(根据体重及正常肾功能),每 12 小时 1 次。
    * 对免疫抑制的患者,加用三代头孢可经验性治疗多数革兰阴性杆菌。
        - 头孢曲松 2 g 静脉滴注,1 天 1 次。
        - 头孢唑林 1~2 g 静脉滴注,每 8 小时 1 次。
        - 头孢噻肟 2 g 静脉滴注,每 8 小时 1 次。

    * 根据细菌培养和药物敏感性试验结果，选用敏感的抗生素。
- 手术治疗。
  - * 建议行骨科手术治疗。相比反复的关节腔穿刺，关节冲洗及清创术更有效。
  - * 累及关节假体的感染常需要进行假体移除。
- 住院治疗。

预后

- 及时诊治能有效降低死亡率，保留关节的最大功能。
- 未治愈的化脓性关节炎的并发症包括关节破坏、化脓性骨髓炎、化脓性疾病及败血症。

注意：（1）当患者的关节出现疼痛、肿胀等情况，特别是无明显的外伤史，应充分考虑化脓性关节炎的可能性。

    （2）如怀疑化脓性关节炎，应进行关节穿刺，以对关节液进行化验与培养。关节感染应及时到骨科就诊，判断是否需要通过手术对关节冲洗与清创。

感染性腱鞘炎

要点

- 感染性腱鞘炎，常累及手和腕部的屈肌腱。
- 与贯通伤密切相关（如撕裂伤、咬伤、刺穿及静脉药物注射等）。
- 有时因周围软组织感染或血行播散造成。
- 最常见的病原微生物是金黄色葡萄球菌及链球菌，而在动物咬伤或糖尿病患者中可能会出现革兰阴性菌感染。

注意：感染性腱鞘炎属于骨科急症，需尽早就诊。

临床表现

- 屈肌腱腱鞘炎的卡内韦尔（Kanavel）征包括：

　　* 手指被动伸直时疼痛。

　　* 休息时手指处于半屈位。

　　* 手指进行性肿胀（香肠指）。

　　* 腱鞘上方叩击痛。

- 临床表现可有局部红疹、淋巴回流受阻及发热。

- 皮下脓肿（继发于腱鞘撕裂）和指端缺血常提示感染加重。

- 水疱脓疱病变和单关节疼痛可能伴淋球菌性腱鞘炎。

注意：被动伸指时的疼痛常为卡内韦尔征中最早出现的症状。

诊断性检查

- 检查全血细胞计数。

- 明确诊断需要通过穿刺或术后获取腱鞘积液进行革兰染色和细菌培养。

- X 线片有助于发现异物和伴随的骨折。

治疗

- 抗生素治疗。

　　* 通过经验性药物治疗金黄色葡萄球菌（包括 MRSA）、链球菌、革兰阴性杆菌。

　　　- 万古霉素 15 mg/kg IV（基于实际体重与正常肾功能），12 小时 1 次。

　　* 同时合用以下药物中的一种。

　　　- 环丙沙星 500 mg 口服，一天 2 次。

　　　- 头孢曲松钠 2 g IV，一天 1 次。

　　* 如果有人或动物咬伤，且不考虑 MRSA 感染，建议氨苄西林钠舒巴坦钠 3 g IV，每 6 小时 1 次。

　　* 根据细菌培养和药物敏感性试验结果，选用敏感的抗生素。

　　* 较严重的早期病例需给予抗生素、夹板固定、患肢抬高等对症治疗，并严密观察病情变化。

- 手术治疗。

  * 根据病情需要判断是否需要切开引流及清创。

  * 对于严重的病例,可能需要截肢。

- 必要时预防性注射破伤风。

- 住院治疗。

预后

- 并发症包括肌腱瘢痕形成及坏死、功能丧失、感染扩散,以及骨筋膜室综合征。

注意:没有锐器伤史的腱鞘炎病例需高度怀疑 DGI(淋球菌感染)。

握拳伤

要点

- 通常指"打斗伤"。

- 与握拳击打对方牙齿后存留在掌指关节或近端指间关节背侧的伤口密切相关。

  * 通常累及优势手的第 3、第 4 掌指关节。

  * 可能是由人口腔中残留的细菌对伸肌腱、腱鞘和(或)关节囊造成污染所致。

  * 拳紧握后松开及伸肌腱松弛,伤口内可能有细菌污染并且向近端转移至手背。

- 感染的类型包括蜂窝织炎、化脓性关节炎,以及手深部间隙的软组织感染。

- 常见的病原菌有金黄色葡萄球菌、链球菌、棒状杆菌、艾肯菌及厌氧菌。

临床表现

- 伤后立即对掌指关节及近端指间关节进行检查,可发现隐匿的撕裂伤。

- 握拳伤后几天内出现红斑、肿胀、伤口化脓，以及进行性关节活动度减少，常提示感染。

注意：当患者出现手掌指关节背侧的小撕裂伤时，应怀疑本病。

诊断性检查

- 留取感染伤口分泌物行革兰染色及细菌培养（需氧及厌氧），同时在使用抗生素前行血培养。
- 手部 X 线片可发现原发损伤后伴随的骨折或残留异物（比如牙的碎片），或感染后迟发性骨髓炎表现。

治疗

- 非感染性打斗伤的早期治疗。
  - 应在握拳状态下保持手指屈曲以检查伤口，伸肌腱损伤累及关节囊应行外科手术治疗。
  - 如果没有手术指征，应对伤口进行全面冲洗，并注意观察伤口的愈合情况。
  - 需要 3~5 天的阿莫西林 – 克拉维酸预防性抗生素治疗。
  - 必要时进行破伤风预防。
  - 24~48 小时内由医师再次评估伤口情况。

注意：紧握拳伤后感染风险较高，应预防性使用抗生素。

- 打斗伤伤口的处理。
  - 抗生素疗法。
    - 经验性治疗原则包括：
      - ⊙ 氨苄西林 – 舒巴坦 3 g IV，每 6 小时 1 次。
      - ⊙ 头孢曲松钠 2 g IV，每天 1 次 + 甲硝唑 500 mg 口服或静脉滴注，8 小时 1 次。
    - 根据细菌培养和药物敏感性试验结果，选用敏感的抗生素。
- 手术治疗。
  - 伤口冲洗及清创。
- 如有指征时应行破伤风预防性治疗。

- 住院治疗。

注意:感染的打斗伤应入手术室探查伤口,并充分清洗及清创。

预后

- 迟发性症状及感染伤口清创不当可能会导致化脓性关节炎、关节破坏,以及关节功能丧失等不良预后。

骨髓炎

要点

- 骨髓炎常由血行播散(菌血症),邻近组织感染蔓延(如蜂窝织炎、脓肿及感染性溃疡),直接感染(如开放性骨折、手术)所致。
- 高危因素包括糖尿病、周围血管疾病、镰刀型细胞贫血症、长期使用皮质醇类药物、免疫抑制状态(如 HIV)、关节疾病、开放性骨折或人工假体植入、静脉用药及饮酒等。
- 常见的病原菌有金黄色葡萄球菌、凝血酶阴性葡萄球菌及革兰阴性杆菌(包括铜绿假单胞菌)。

临床表现

- 急性骨髓炎常表现为局部疼痛、红斑和肿胀,伴或不伴发热及乏力。
- 慢性骨髓炎的进展病程较长,并且常单纯表现为非特异性症状。
- 检查受感染处可能发现:
  * 局部红斑、皮温升高、肿胀,以及触诊有压痛。
  * 邻近关节活动范围受限及疼痛。
  * 窦道形成(慢性骨髓炎)。
  * 溃疡不愈合(慢性骨髓炎)。
    - 溃疡范围大于 $2cm^2$,糖尿病足溃疡可探及骨面,则高度提示骨髓炎。

注意:常规 X 线片检查不一定能发现骨髓炎。

诊断性检查

- 检查血常规、血沉及 C 反应蛋白。
- 使用抗生素前行血培养。
- 伤口表面及窦道的细菌培养结果不能准确提示骨感染的病原菌，效果有限。
- 明确诊断应行骨穿刺活检及细菌培养。
  * 在获得活检及细菌培养结果前尽量避免使用抗生素。
  * 如果出现败血症，获得血培养结果后应立即行抗生素治疗。
- X 线片检查可发现骨膜增厚或骨皮质破坏。
  * 磁共振成像对骨髓水肿、皮质破坏、软组织感染、窦道形成，甚至早期的病变都有高度的特异性及敏感性。
- 当不能行磁共振成像检查时，CT 可协助明确有无骨皮质破坏。

注意：磁共振成像对于早期诊断骨髓炎极为有效。

治疗

- 抗生素治疗。
  * 在没有出现败血症、中性粒细胞减少症及其他严重疾病时，应尽量延迟使用抗生素以提升敏感性，如能及时获取活检及细菌培养结果可以更好地指导治疗。
  * 在培养及药物敏感性结果未出时，建议经验性覆盖治疗包括 MRSA 在内的革兰阳性菌。
    - 万古霉素 15 mg/kg 静脉滴注（根据体重及正常肾功能），每 12 小时 1 次。
  * 革兰阴性杆菌的覆盖性治疗需加用以下药物。
    - 环丙沙星 750 mg 口服，一天 2 次。
    - 头孢吡肟 2 g IV，一天 2 次。
  * 根据细菌培养和药物敏感性试验结果，选用敏感的抗生素。
  * 治疗感染性疾病建议行长期的抗生素治疗（通常是 6 周）。
- 手术治疗。

* 建议行骨科手术治疗，对感染或坏死的骨质进行清创，也可以移除感染的假体。
- 住院治疗。

预后

- 骨髓炎，特别是急性化脓性骨髓炎的最终疗效取决于早期诊断、抗生素应用及感染骨质的手术清创。
- 未行妥善诊治的常见并发症有病理性骨折、化脓性疾病及败血症。
- 慢性骨髓炎即使通过恰当的抗生素治疗和手术干预，也可能会复发并出现慢性感染。

注意：手术清创和恰当的抗生素应用（根据培养和药敏结果）是治疗骨髓炎的关键。

椎体内骨髓炎和椎间盘炎

要点

- 椎体感染（即椎体骨髓炎）可由血行播散（如心内膜炎、尿路感染或静脉感染所致的菌血症），邻近软组织感染扩散或直接接触（创伤或脊柱手术）引起。
- 邻近感染椎体的椎间盘间隙也可能被感染（椎间盘炎）
- 常见于合并糖尿病、滥用静脉药物、免疫抑制、恶性肿瘤或慢性肾病需要血液透析的患者。
- 金黄色葡萄球菌、链球菌、大肠埃希菌及铜绿假单胞菌是常见的致病菌。

临床表现

- 背部疼痛是常见的临床症状，可能持续数天或数周，通常不伴有发热。
- 神经系统症状包括神经根症状、感觉丧失、四肢无力或麻痹等，除非硬膜外脓肿形成,否则小便失禁较为少见。

- 查体可以发现受累椎体的压痛。

注意:椎体内骨髓炎最常见的部位是腰椎,其次是胸椎及颈椎。

诊断性检查

- 检查血常规、血沉及 C 反应蛋白。
- 使用抗生素前先行血培养和药敏试验。
- 脊柱 X 线片可能发现椎体终板破坏,以及椎间盘间隙变窄,但在症状刚出现的几天或几周内可能没有异常表现。
- 即使在病变早期,磁共振成像对于检测椎体骨髓炎、椎间盘炎和硬膜外脓肿亦具有高度特异性及敏感性。
- 当不能行磁共振检查时,CT 可以协助明确有无骨皮质破坏和邻近软组织感染。
- 受累椎体和椎间盘间隙的活检及细菌培养结果可以协助明确诊断。

注意:椎体骨髓炎常表现为非特异性的背部疼痛,可能会延误诊断,从而导致发病率增高和出现不良的后遗症。

治疗

- 抗生素治疗。
  * 在没有出现败血症、中性粒细胞减少症及其他严重疾病时,应尽量延迟使用抗生素以提升敏感性,如能及时获取活检及细菌培养结果可以更好地指导治疗。
  * 在培养及药物敏感性结果未出时,建议经验性覆盖治疗包括 MRSA 在内的革兰阳性菌。
    - 万古霉素 15 mg/kg 静脉滴注(根据体重及正常肾功能),每 12 小时 1 次。
  * 革兰阴性杆菌的覆盖性治疗需加用以下药物。
    - 环丙沙星 750 mg 口服,一天 2 次。
    - 头孢吡肟 2g IV,一天 2 次。
  * 根据细菌培养和药物敏感性试验结果,选用敏感的抗生素。

- * 治疗感染性疾病建议行长期的抗生素治疗（通常是 6 周）。
- 手术治疗。
  - * 如出现以下情况需行脊柱手术。
    - 由椎体不稳而造成的脊髓压迫或有压迫风险的患者，需行椎管减压内固定。
    - 硬膜外或椎体周围脓肿需要手术切开引流。
    - 由脊柱内固定造成的椎体内骨髓炎需行内固定装置移除并清创治疗。
- 住院治疗。

预后

- 如不能早期诊断，硬膜外脓肿及脊髓压迫可导致一系列神经系统并发症（尤其是颈椎椎体骨髓炎）。
- 其他并发症包括椎体周围或腰大肌脓肿。
- 即便使用抗生素及手术干预，仍可能出现感染复发。

注意：对于多数病例而言，根据细菌培养和药物敏感性结果，单纯应用抗生素治疗椎体骨髓炎能获得满意的效果。

开放性骨折的处理

要点

- 开放性骨折（特别是胫骨骨折）易受皮肤菌群感染（主要是金黄色葡萄球菌），继而出现创伤后骨髓炎。
- 伤后早期冲洗和清创可减轻周围组织的污染程度，并有效防止后期感染。
- 伤后即预防性使用抗生素可以进一步降低感染风险。
  - * 早期预防性使用抗生素应根据开放性骨折的 Gustilo 分型（表 8.1）。
  - * 在 MRSA 感染高发的地区，可考虑用万古霉素代替头孢唑林。

表 8.1 开放性骨折的 Gustilo 分型

Gustilo 分型	定义	感染率	抗生素
I	伤口 < 1 cm，软组织损伤较小	0~2%	头孢唑林 2 g IV
II	伤口 > 1 cm 但 < 10 cm，伴中度软组织损伤	2%~5%	头孢唑林 2 g IV
III	伤口 > 10 cm，伴重度软组织损伤和（或）血管损伤，或创伤性截肢	5%~50%	头孢唑林 2 g IV+ 庆大霉素 5 mg/kg IV

* 预防性使用抗生素的时间取决于污染的严重程度及手术干预的时间。
* 由低速的弹道伤造成的且不需要切开复位内固定的开放性骨折，不需要预防性使用抗生素。
- 必要时应进行破伤风预防。

注意：开放性骨折后早期手术治疗及预防性应用抗生素可以明显降低后期感染并发症的发生率。

骨筋膜室综合征

要点

- 正常骨筋膜室的压力小于 10 mmHg（约为 1.33kPa）。
- 当压力大于 20 mmHg（约为 2.67 kPa）时提示有毛细血管损伤和缺血，但骨筋膜室压力也取决于舒张压，舒张压越高，毛细血管血流减少的可能性越小。
- 人体骨筋膜室的压力升高可导致死亡或截肢。
- 骨筋膜室综合征常表现为"5P"。
  * 超出正常承受范围的疼痛（Pain）。
  * 感觉异常（Parasthesia）。

　　　* 苍白(Pallor)。
　　　* 麻木(Paralysis)。
　　　* 无脉(Pulselessness)。
* 脉搏测不出较为少见,一般在骨筋膜室综合征晚期才会出现。当毛细血管内压力比动脉压低很多时,毛细血管血流减少继而出现局部缺血。
* 骨筋膜室切开可有效降低骨筋膜室内压力,防止远期损伤。

临床表现

* 多数患者以肢体疼痛和麻木为首发症状。
注意:当患者伤后或体格检查时出现异常疼痛,应考虑骨筋膜室综合征的可能。
* 骨筋膜室综合征的出现常与以下情况有关:
　　* 烧伤;
　　* 昆虫、蛇或哺乳动物的毒液浸入。
　　* 骨筋膜室内的注射(如高压注射损伤、药物滥用、药物或造影剂静脉注射等)。
　　* 运动过度(如过度锻炼导致肌肉水肿或横纹肌溶解)。
　　* 近期受伤(如骨折或撞击伤)。
　　* 首饰、衣服或外套过紧。
* 受累的肢体常保持在屈曲位,以降低对受累筋膜室的牵拉。肢体在伸直时会出现疼痛加剧。
注意:受累肌群伸直牵拉痛是骨筋膜室综合征的特征性表现
* 骨筋膜室综合征的主要体征包括:
　　* 轻触后剧烈疼痛。
　　* 感觉异常。
　　* 毛细血管低灌注。
　　* 局部肿胀和皮肤张力过高。

诊断性检查

- 可通过直接测量筋膜内的压力明确诊断。
    * 实验室或影像学检查均不能协助明确诊断。
    * 查全血细胞分析、肌酸激酶（除外横纹肌溶解）、肾功能检查（除外继发于横纹肌溶解的肾功能不全）。
    * 患肢 X 线检查以排除骨折。
- 测量筋膜室内压力。
    * 筋膜室内压力低于 20 mmHg（约为 2.67 kPa）。
    * 测量骨筋膜室内压力的方法。
        - Stryker 测压计：
            ⊙ 该方法需要向筋膜室内注射少量液体，以测量压力。
            ⊙ 由计量器、测量针及活塞等部件组成。
            ⊙ 可快速评估筋膜室内的压力。
        - 压力转换器。
            ⊙ 设备包括：
                ⊙ 1 个 4 路的开关。
                ⊙ 1 个 20 mL 的 Luer-Lok 注射器。
                ⊙ 2 个 IV 级的加长试管。
                ⊙ 2 根 18G 的针头。
                ⊙ 1 袋生理盐水。
                ⊙ 1 个血压计。
                ⊙ 几个纱垫。
                ⊙ 氯己定消毒液。
            ⊙ 调试：
                ⊙ 将 4 路开关与 20 mL 注射器相连。
                ⊙ 将 IV 级加长管的一端与血压计相连，另一端连接开关阀。
                ⊙ 将另一根 IV 级加长管的一端与开关阀的另一端接口相连，另一端再连接盐水袋。
                ⊙ 打开阀门使注射器和盐水袋也连通。

⊙吸入：将 15 mL 盐水加入注射器中。

⊙去掉盐水袋并将 18G 针头连接至加长管。

⊙用消毒液清洗患肢。

⊙用无菌技术将 18G 针置入患肢的骨筋膜室内。

⊙转动阀门使注射器及Ⅳ级试管打开。

⊙慢且轻柔地挤压活塞，同时注意观察气液平面应在注射器以下。

⊙当注射器内的压力超过筋膜室内的压力时，平面就会移动。测量计所显示的压力就是骨筋膜室内的压力，以 mmHg 为单位记录。

治疗

- 减轻患肢肿胀（如患肢抬高、冰敷）。
- 止痛。
- 脱掉过紧的衣服，去掉夹板、石膏，摘掉首饰等。
- 骨筋膜室切开。
- 治疗潜在的病因（如治疗骨折、注射抗蛇毒血清等）。
- 住院治疗。
  - ＊所有高度怀疑或已经出现骨筋膜室综合征的患者，应立即给予系统的检查和治疗。

预后

- 预后取决于症状持续的时间，以及减压是否及时。
- 疼痛出现的 6 小时内行筋膜切开术可获得较理想的预后。
- 超过 6 小时再行筋膜切开术，则可能造成不可逆的坏死和永久性残疾。

推荐阅读和参考文献

Ball V, Younggren BN. Emergency management of difficult wounds: part I. *Emerg Med*

Clin N Am. 2007;25(1):101–21.

Butalia S, Palda VA, Sargeant RJ, Detsky AS, Mourad O. Does this patient with diabetes have osteomyelitis of the lower extremity? *JAMA.* 2008;299(7):806–13.

Carpenter CR, Schuur JD, Everett WW, Pines JM. Evidence-based diagnostics: adult septic arthritis. *Acad Emerg Med.* 2011;18(8):781–96.

Gosselin RA, Roberts I, Gillespie WJ. Antibiotics for preventing infection in open limb fractures. *Cochrane Database Syst Rev.* 2004;(1):CD003764.

Hauser CJ, Adams CA, Eachempati SR. Surgical Infection Society guideline: prophylactic antibiotic use in open fractures: an evidencebased guideline. *Surg Infect (Larchmt).* 2006;7(4):379–405.

Hoff WS, Bonadies JA, Cachecho R, Dorlac WC. EAST Practice Management Guidelines Work Group: update to practice management guidelines for prophylactic antibiotic use in open fractures. *J Trauma.* 2011;70(3):751–4.

Kapoor A, Page S, Lavalley M, Gale DR, Felson T. Magnetic resonance imaging for diagnosing foot osteomyelitis: a metaanalysis. *Arch Intern Med.* 2007;167(2):125–32.

Margaretten ME, Kohlwes J, Moore D, Bent S. Does this adult patient have septic arthritis? *JAMA.* 2007;297(13):1478–88.

Mathews CJ, Weston VC, Jones A, Field M, Coakley G. Bacterial septic arthritis in adults. *Lancet.* 2010;375(9717):846–55.

McQueen MM, Court-Brown CM. Compartment monitoring in tibial fractures. The pressure threshold for decompression. *J Bone Joint Surg Br.* 1996;78(1):99–104.

Mubarak SJ, Hargens AR. Acute compartment syndromes. *Surg Clin North Am.* 1983;63(3):539–65.

Murray CK, Obremskey WT, Hsu JR, et al. Prevention of infections associated with combat-related extremity injuries. *J Trauma.* 2011;71(2 Suppl 2):S235–57.

Mylona E, Samarkos M, Kakalou E, Fanourgiakis P, Skoutelis A. Pyogenic vertebral osteomyelitis: a systematic review of clinical characteristics. *Semin Arthritis Rheum.* 2009;39(1):10–17.

Pang HN, Teoh LC, Yam AK, et al. Factors affecting the prognosis of pyogenic flexor tenosynovitis. *J Bone Joint Surg Am.* 2007;89(8):1742–8.

Perron AD, Miller MD, Brady WJ. Orthopedic pitfalls in the ED: fight bite. *Am J Emerg Med.* 2002;20(2):114–17.

Simon RR, Sherman SC, Koenigsknecht SJ. *Emergency Orthopedics: The Extremities.* New York, NY: McGraw-Hill, Medical Pub. Division. 2007.

Small LN, Ross JJ. Suppurative tenosynovitis and septic bursitis. *Infect Dis Clin N Am.* 2005;19(4):991–1005.

Zimmerli W. Vertebral osteomyelitis. *N Engl J Med.* 2010;362(11):1022–9.

Zink BJ, Raukar NP. Bone and joint infections. In: Marx JA, Hockberger RS, Walls RM, eds. *Rosen's Emergency Medicine: Concepts and Clinical Practice.* 7th edn. Philadelphia, PA: Elsevier. 2010; pp. 1816-35.

第9章

骨科急诊操作

Moira Davenport，Dennis Hanlon，Ryan Friedberg

局部麻醉

要点

- 脂类麻醉药：普鲁卡因、丁卡因。
- 酰胺类麻醉药：丁哌卡因、利多卡因。
- 治疗心律失常用的利多卡因不含防腐剂，且适用于既往有利多卡因过敏史的患者。
- 麻醉起效和持续时间取决于所用药物的种类、浓度、剂量和注射部位。
- 注意麻醉药的使用剂量，避免毒性反应。
  - * 不合用肾上腺素时，利多卡因的最大剂量为 4 mg/kg。
  - * 合用肾上腺素时，利多卡因的最大剂量为 7 mg/kg。
- 中枢神经系统刺激症状和头晕症状是典型的毒性反应。
- 利多卡因合用肾上腺素可以用在手指、足趾、鼻部等部位。
- 确保在开始手术之前麻醉已起效。
- 进行局部麻醉时需戴无菌手套。

适应证

- 需在局部麻醉下的操作包括：
  - * 缝合。
  - * 骨折 / 脱位的复位。
  - * 切开引流。

禁忌证

- 注射部位存在蜂窝织炎／感染。
- 凝血障碍（相对禁忌）。
  * 使用抗凝剂的患者。
- 对麻醉药有过敏反应史。

风险

- 感染。
- 出血。
- 神经损伤。
- 焦虑／烦躁（特别是儿童）。
- 组织变形（特别是大剂量应用时）。

一般建议

- 在进行麻醉或手术之前需取得患者同意。
- 在注射麻醉药之前轻轻回抽以确保针头不在血管内。
- 如果神经阻滞过程中出现感觉异常，这说明针头已经接近神经／神经鞘；如果发生这种情况，轻轻退回针头，再次进针之前应重新定位。

区域麻醉

血肿内麻醉

- 操作简单。
- 可以获得满意的麻醉效果。
- 它是桡骨远端骨折的理想麻醉方法，在踝关节骨折中的使用逐渐增加。
- 起效时间：约 5 分钟。

禁忌证

- 开放性骨折。

- 皮肤严重污染。

术前准备

- 氯己定消毒（或其他消毒剂）。
- 1% 或 2% 利多卡因。
- 10 mL 注射器。
- 25 号针头（根据患者情况选择长度）。
- 18 号针头（抽取和溶药）。

手术步骤

- 将患肢置于舒适的位置。
- 用氯己定在血肿表面进行消毒。
- 用 10 mL 注射器抽取利多卡因。
- 注射在血肿中央。
  * 与皮肤成 90° 角进针。
- 进针直达骨面。
- 退针 0.5~1 cm。
- 回抽见血以确定针头在血肿内。
- 呈扇形分布注射利多卡因。
  * 目的: 麻醉骨和骨膜。
- 抽出针头。
- 注射点用无菌绷带包扎。
- 进行骨折复位操作。

静脉区域阻滞

适应证

- 肢体较大范围的麻醉。
  * 较大的割裂伤。
  * 烧伤。

> * 异物。
> * 长骨骨折。

禁忌证

- 高血压。
- 精神状态异常的患者。
- 挤压伤（相对禁忌）。

术前准备

- 0.5% 利多卡因。
  - * 剂量：3 mg/kg。
  - * 最小静脉局部麻醉剂量：1.5 mg/kg。
- 无菌生理盐水（用于稀释）。
- 可调压控制的充气止血带。
- 20 号（或更大）的静脉穿刺针。
- 50 mL 注射器。
- 驱血带。
- 纱布垫。
- 18 号针头（抽取和溶药）。
- 氯己定消毒（或其他消毒剂）。

手术步骤

- 将利多卡因稀释到 0.5%。
- 在患肢近端应用充气止血带。
- 在患肢置入 20 号静脉穿刺针。
- 固定静脉穿刺针。
- 抬高患肢以便有效驱血。
  - * 近端动脉加压（上肢加压腋动脉，下肢加压股动脉）可以增强驱血效果。
- 由远端向近端缠绕驱血带以进一步驱血。

- 止血带充气至高于心脏收缩压 50 mmHg（约为 6.64 kPa）。
- 患肢放置于中立位。
- 缓慢推注 0.5% 利多卡因。
- 如果未达到满意的麻醉效果，可以再注射 10~20 mL 生理盐水。
- 进行外科操作。
- 定时放松止血带。
  * 输入麻醉药后 30 分钟内不要放松止血带。
  * 放松止血带 10 秒钟，重新充气 1~2 分钟。
  * 在完全去掉止血带之前重复上述步骤 4~5 次。
- 去除静脉穿刺针。
- 上述操作完成后，每隔 15 分钟检查相关神经血管一次，直到神经功能恢复正常。

双止血带技术

- 这种改进的技术有助于减少利多卡因的全身毒性反应。
- 在患肢近端放置两个止血带（彼此邻近）。
- 在传统的 Bier 阻滞中会继续失血。
- 先充气近端止血带，压力高于心脏收缩压 50 mmHg（约为 6.64 kpa）。
- 注射麻醉药。
- 后充气远端止血带，压力高于心脏收缩压 50 mmHg（约为 6.64 kpa）。
  * 麻醉起效后至少 25 分钟内不要充气远端止血带。
- 先放松近端止血带，放松方法与放松单根止血带法相同。
- 进行外科操作。
- 后放松远端止血带，方法与放松单根止血带法相同。

结果

- 麻醉由远及近。
- 麻醉起效时间：3~5 分钟。
- 完全麻醉：10~20 分钟。

- 麻醉起效后,肌肉通常处于松弛状态。
- 止血带全部放松后肢体感觉可以在 5~20 分钟内恢复。

肘关节处尺神经阻滞

- 慢性神经并发症的发生率高,因此不推荐此法。

腕关节处尺神经阻滞

术前准备

- 用于注射的 25 号针头(根据患者情况选择长度)。
- 18 号针头(抽取 / 溶药)。
- 10 mL 注射器。
- 消毒剂。
- 1% 或 2% 利多卡因。

体位

- 患者取舒适体位。
- 肘关节放置在舒适位置。
- 手掌向上放置。

解剖

- 找到掌侧腕横纹(图 9.1)。
- 触及尺动脉。
- 屈腕,明确尺侧腕屈肌肌腱。
- 从近端掌纹到远端掌纹,尺神经位于尺侧腕屈肌腱与尺动脉之间。

手术步骤

- 确认注射部位。
- 消毒皮肤。

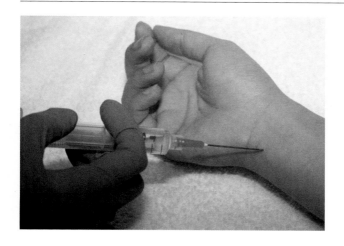

图 9.1 针头指向位置即为尺神经阻滞位置。阻滞点位于尺侧腕屈肌腱与尺动脉之间,尺神经在尺动脉外侧。(图片由 Michael Bond 提供。)

- 与皮肤成 90° 角进针。
- 皮内及皮下注射 1~2 mL 利多卡因。
- 进针至尺神经的解剖位置。
   * 尺神经在此位置相对比较表浅,皮下深度小于 1 cm。
- 注射 3~5 mL 利多卡因。

肘关节处桡神经阻滞

- 慢性神经并发症的发生率高,因此不推荐此法。

腕关节处桡神经阻滞

术前准备

- 用于注射的 25 号针头(根据患者情况选择长度)。
- 18 号针头(抽取 / 溶药)。
- 10 mL 注射器。
- 消毒剂。

- 1% 或 2% 利多卡因。

体位

- 患者取舒适体位。
- 肘关节摆为舒适体位。
- 手放在中立位。

解剖

- 找到掌侧腕横纹（图 9.2）。
- 在腕横纹近端触诊桡动脉。
- 桡神经位于桡动脉的外侧。

手术步骤

- 确认注射部位。
- 消毒皮肤。
- 与皮肤成 90° 角进针。
- 皮内及皮下注射 1~2 mL 利多卡因。
- 进针至桡神经的解剖位置。
  * 桡神经在此位置相对比较表浅，皮下深度小于 1 cm。

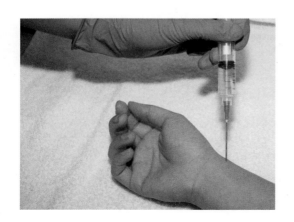

图 9.2　针头指向位置即为桡神经阻滞位置。在此处，桡神经位于桡动脉的外侧。（图片由 Michael Bond 提供。）

- 注射 3~5 mL 利多卡因。

指神经阻滞

术前准备

- 用于注射的 25 号针头（根据患者情况选择长度）。
- 18 号针头（抽取 / 溶药）。
- 3 mL 注射器。
- 消毒剂。
- 1% 或 2% 利多卡因。

体位

- 患者取舒适体位。
- 肘关节放于舒适体位。
- 手放在旋前位。

解剖

- 指神经支配手指，分布于指骨两侧。
- 找到患指尺桡两侧的指蹼。
- 找到患指的掌骨头。

手术步骤

- 确定注射部位。
- 消毒皮肤。
- 在指蹼的中部进针（图 9.3）或在掌骨头处进针（图 9.4）。
- 与皮肤成 90° 角进针。
- 进针至指神经的解剖位置。
  - ＊ 指神经相对比较表浅，皮下深度小于 1 cm。
- 注射 1 mL 利多卡因。
- 在患指另一侧重复以上步骤。

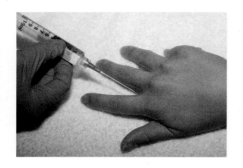

图 9.3　针头所指位置即为指神经阻滞位置。(图片由 Michael Bond 提供。)

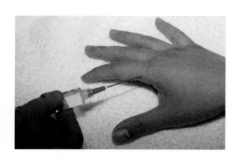

图 9.4　另一种指神经阻滞的阻滞点位于掌骨头处。针头所指位置即为指神经阻滞位置。(图片由 Michael Bond 提供。)

手指环形阻滞

术前准备

- 用于注射的 25 号针头(根据患者情况选择长度)。
- 18 号针头(抽取/溶药用)。
- 3 mL 注射器。
- 消毒剂。
- 1% 或 2% 利多卡因。

体位

- 患者取舒适体位。
- 肘关节放于舒适体位。

- 手呈旋前位。

解剖

- 指神经分布在指骨两侧支配手指。
- 找到患指尺桡两侧的指蹼。
- 找到患指的掌骨头。

操作步骤

- 确定注射部位。
- 消毒皮肤。
- 在患指掌骨头桡侧进针（图 9.5）。
- 在指骨基底部背侧水平进针，跨过指骨基底部。
- 退针时，在手指背侧注射 1 mL 利多卡因。
- 退出针头后再向患指掌侧进针。
- 沿着患指边缘注射 1 mL 利多卡因。
- 退针。
- 旋后至手掌向上。
- 在患指桡掌侧进针。

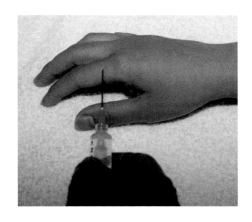

图 9.5　环形阻滞可以在手指基底部呈环形分布浸润麻醉。针头所指处即为进针位置。（图片由 Michael Bond 提供。）

- 水平进针,跨过指骨基底部。
- 退针时,在患指掌侧注射 1 mL 利多卡因。

股神经阻滞

术前准备

- 用于注射的 25 号针头(根据患者情况选择长度)。
- 18 号针头(抽取 / 溶药)。
- 30 mL 注射器。
- 消毒剂。
- 1% 或 2% 利多卡因。

体位

- 患者取仰卧位。
- 患肢外旋 15°~20°。

解剖

- 在腹股沟区,股神经与股动脉、股静脉平行。
  * 用 NAVEL(N:神经;A:动脉;V:静脉;E:空隙;L:淋巴管)可以帮助记忆局部解剖,股神经位于这些结构的最外侧。
- 理想的阻滞点位于髂前上棘与耻骨联合外侧连线的中点,大约在腹股沟韧带远端 2 cm 处。

手术步骤

- 确定注射部位。
- 消毒皮肤。
- 触及股动脉。
- 在股动脉搏动点外侧的皮内及皮下注射 1~2 mL 利多卡因。
- 与皮肤成 90° 角进针。
- 进针至股神经的解剖位置。

* 进针过程中若患者有异常感觉,即提示已进针至正确位置。
- 退针 5 mm(或等异常感觉消失),然后注射 15~20 mL 利多卡因。

关节穿刺术

适应证

- 关节病的诊断(鉴别化脓性关节炎与结晶沉积诱发的关节炎)。
- 缓解因渗出或急性关节内出血引起的剧烈张力性疼痛。
- 关节炎时,注射利多卡因或者皮质激素可缓解疼痛。
- 判断是否有关节囊撕裂伤。

禁忌证

- 绝对禁忌:
  * 关节外感染。
- 相对禁忌:
  * 已经存在菌血症。
  * 出血倾向。
  * 人工关节。

术前准备

- 无菌单及手套。
- 备皮。
- 局部麻醉药。
- 注射器。
- 针头。
- 标本试管。

手术步骤

- 遵循严格的无菌操作。
- 局部麻醉。

- 标记穿刺点。
- 超声可以辅助定位积液位置。
- 18~22 号针头的注射器（如有大量积液，可接三通备用）。
- 关节腔积液的抽吸理论上应该相对顺畅。如果引流阻力较大，可稍进针或退针，旋转针头改变针尖方向，或减少吸力。如果针头堵塞，可注射少量消毒水冲洗。
- 尽量充分引流。

重要解剖

- 特殊部位。
  * 膝关节：
    - 放松股四头肌，膝关节几乎完全伸直（屈曲 10°~15°）。
    - 髌骨的中部或上极是解剖标志。
    - 采用 18 号针头，在髌骨内侧下方 1cm 处进针（图 9.6），也可以采用髌骨外侧入路。
    - 挤压关节腔可以更加充分地引流。
  * 腕关节：
    - Lister 结节，即桡骨远端背侧骨性突起，位于桡骨远端背侧中央。

图 9.6 膝关节穿刺术——用 18 号针头在图示位置进针 1 cm。（图片经 Mc Graw-Hill 授权使用，引自 *Emergency Orthopedics*。）

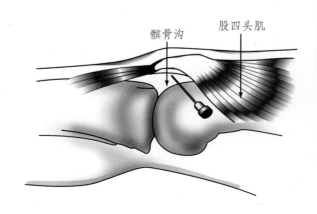

髌骨沟　　股四头肌

- 拇长伸肌肌腱在 Lister 结节的桡侧沟走行。
- 当牵引手部时,腕关节屈曲 20°~30°,略尺偏。
- 在拇长伸肌肌腱尺侧,Lister 结节远端垂直进针(图 9.7)。
* 肘关节:
- 伸直前臂时触及桡骨头,然后肘关节屈曲 90° 同时旋前。
- 在桡骨头、尺骨鹰嘴和肱骨外上髁所围成的三角中心的外侧进针,在靠近桡骨头处触及一个凹陷,即可找到这个进针点(图 9.8)。
- 针头指向肘窝远端边界,且与桡骨垂直。
* 踝关节(内侧入路):
- 内踝沟以内踝为内侧边界,胫骨前肌腱为外侧边界。
- 足跖屈。
- 采用 20~22 号针头,沿胫骨前肌腱内侧,朝内踝前缘进针,进针 2~3 cm 至关节腔。

穿刺液检查

- 革兰染色、细菌培养和药物敏感性试验。

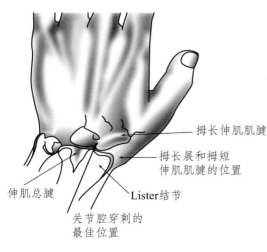

图 9.7　腕关节穿刺最佳位置。(图片经 McGraw-Hill 授权使用,引自 *Emergency Orthopaedics*。)

拇长伸肌肌腱

拇长展和拇短伸肌肌腱的位置

伸肌总腱

Lister结节

关节腔穿刺的最佳位置

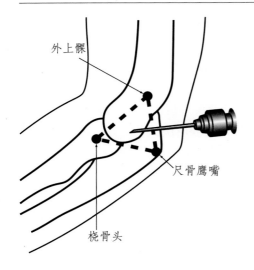

图 9.8　肘关节最佳穿刺点如图所示。在靠近桡骨头处触及一个凹陷,应该在此进针。(图片经 McGraw-Hill 授权使用,引自 *Emergency Orthopaedics*。)

* 细胞分类计数。
* 结晶测定。
* 乳酸盐测定。
* 葡萄糖和蛋白测定。
* 如果存在隐匿骨折,则可能看到脂肪滴。

并发症

• 感染。
• 出血。
　* 对于血友病患者,在关节穿刺之前需要输注凝血因子。
• 干抽。

注意:(1)必须严格无菌操作。

　　(2)最重要的是找到骨性标志以确认关节间隙。超声有助于确定关节间隙。

　　(3)因为重要血管、神经在屈肌侧,所以入路通常选择伸肌侧。

（4）轻度的屈曲和牵引可以使关节间隙增宽。

（5）人工关节感染率高，很多时候都需要骨科会诊。

指甲钻孔引流术

适应证

- 甲下血肿：
  * 常见，疼痛明显。
  * 由甲床外伤引起。
  * 由甲下血肿的面积大小决定是否需要引流。

手术技巧

- 微烧灼术：
  * 用碘附消毒（禁用酒精，会起火）。
  * 轻度向下施加压力。
  * 当阻力突然减小时停止加压，以避免损伤甲床。
- 烧红的回形针穿刺术：
  * 操作同微烧灼术。
- 针头穿刺术：
  * 碘附消毒。
  * 边旋转针头边向下施加压力。
  * 扩大开窗以促进引流。
  * 部分专家主张多孔引流。

并发症

- 指甲缺损或畸形（注意取得患者同意）。
- 甲沟炎。
- 骨髓炎（少见）。

注意:(1)超过 50% 的甲下血肿可以行拔甲术,便于甲床修复(传统术式,目前存在争议)。

(2)完整的指甲可以起到夹板固定的作用和更好的远期效果(目前观点)。

(3)X 线片可以排除隐匿性骨折(非必要检查,可以根据临床情况判断)。

(4)钻孔引流术缓解疼痛的效果明显。

常见骨折复位术

适应证

- 合并神经血管症状的移位骨折需要立即复位。
- 移位骨折需闭合复位治疗。

重要解剖 / 手术技巧

- 一般原则:
  * 复位前后要检查并记录神经血管情况。
  * 骨折块移位方向一侧的骨膜通常是完整的。
  * 这部分骨膜起到铰链的作用,便于移位的远端骨折块复位(图 9.9)。

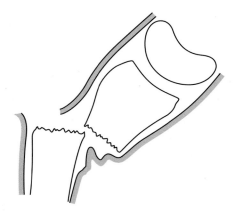

图 9.9　骨膜起到铰链的作用。

* 骨折的类型和移位的角度决定了需要多大的力量和处理方式（图
  9.10）。

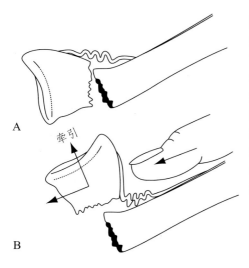

图 9.10 （A）骨折复位前应注意远端骨折块是如何移位的；纵向牵引可以复位。（B）远端骨折块短缩与近端骨干重叠。需要在远端骨折块施加纵向牵引使骨块从近端脱离，并且把骨块拉回到合适的位置。（C）显示下一步远端骨块复位的方向。（D）显示骨折复位后对线良好。稳定骨干（3），在 1、2 处施加压力以获得良好复位。

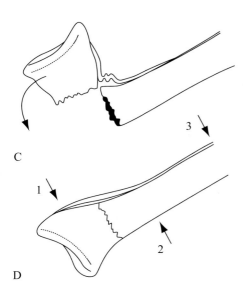

* 在局部麻醉、血肿内麻醉或镇静麻醉下，牵引远端骨块，对抗牵引近端骨块以达到复位效果。
* 必要时需要进一步增大畸形辅助复位，同时纠正旋转畸形。
* 纠正成角畸形后，远端骨折块即可复位。
* 使用适当的固定方式。固定方式根据损伤类型来决定。
* 如何辨别复位是否恰当？
  - 任何年龄的患者，旋转畸形必须完全纠正。
  - 需要纠正成人的成角畸形。
  - 儿童骨折如果靠近关节且成角与关节活动方向一致，允许存在15°~20°的成角畸形。
  - 负重关节需要准确的解剖复位。
  - 下肢损伤必须恢复适当长度。
  - 如果难以判断骨折是否解剖复位时，反复 X 线片检查、便携式机器透视或超声检查可以辅助判断是否解剖复位。

特定部位骨折

桡骨远端骨折

* Colles 骨折在复位后并发症发生率高（关节僵硬、关节炎、骨筋膜室综合征），应转诊至骨科。
  * 对于非关节内骨折仅复位。
  * 可以采用镇静麻醉、血肿内麻醉或静脉区域麻醉。
  * 纵向牵引解除远端骨块的嵌插（图 9.11）。
  * 了解受伤机制及骨折块移位方向，使骨膜外韧带松弛，有助于骨折复位。
* 腕关节背伸 90°，肘关节屈曲 90°，前臂旋后，向后上约 120° 方向牵引远端骨块。
* 使用双侧拇指压住远端骨块背侧，向掌侧加压并掌屈。术者用大鱼际压住骨折端，复位后维持掌倾尺偏位。
* 腕关节固定在屈曲 15°、尺偏 20°。（部分医师更倾向于旋前位固

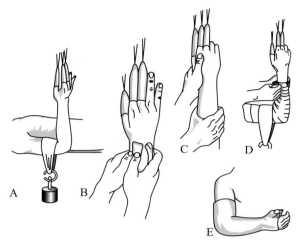

图 9.11　（A）手指置于指套内，肘关节屈曲，施加重力来牵引可使骨块分离。（B）在持续牵引下，向掌侧施压复位骨折块。（C）可持续纵向牵引以保证对线良好。（D）复位后持续牵引，长臂石膏或 U 形托固定。（E）前臂骨折复位固定。

定）腕关节轻度屈曲尺偏且前臂旋前，用夹板或石膏托固定。

- 复位后 X 线片检查。
  - * 目的是检查复位是否良好。
  - * 恢复桡骨长度，尺骨关节面与桡骨茎突尖之间的距离为 12 mm。
    - 正常桡骨远端关节面的尺偏角为 15°~30°（图 9.12）。
      - ⊙至少要恢复到中立位掌倾角（即掌倾角为 0°）。最好能恢复到正常掌倾角（10°~15°）（图 9.13）。
    - 复位后再次检查患肢神经血管情况。
      - ⊙检查正中神经及桡神经感觉支的功能。

掌骨颈骨折

- 评估是否有旋转畸形。
- 通常由直接击打暴力使远端骨折块向掌侧成角移位。
- 第 2、第 3 掌骨：

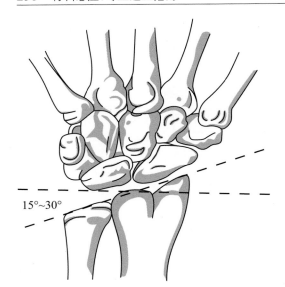

图 9.12　恢复正常桡骨远端关节面的尺偏角 15°~30°。

15°~30°

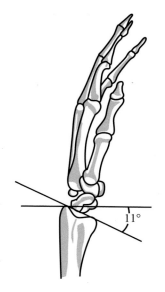

图 9.13　恢复正常掌倾角 10°~15°,或至少恢复到 0°。

11°

* 这两个部位掌骨骨折复位应尽量纠正成角畸形,最大不超过 10°~15°,尽可能达到解剖复位。

- 第 4、第 5 掌骨:

  * 这两个掌骨参与腕掌关节的屈曲和背伸运动。因此在不影响功能的情况下,能接受 30°~40° 的成角畸形。但第 4 掌骨最好可以恢复到 10°~15°,甚至更小,第 5 掌骨最好恢复到 20°~30° 或更小。

- 闭合复位:

  * 血肿内麻醉后,术者直接纵向牵引来使骨折端分离。

  * 手掌向下,掌指关节和指间关节屈曲 90°。

  * 固定掌骨近端,沿近节指骨纵向向上施加压力以纠正成角畸形 (图 9.14)。

  * 腕关节背伸 20°~30°,掌指关节屈曲 90°,第 4、第 5 掌骨用尺侧 U 形石膏托固定,第 2、第 3 掌骨用桡侧 U 形石膏托固定。

  * 掌骨颈骨折较容易复位,但不容易维持。这类骨折通常需要克氏针维持力线。

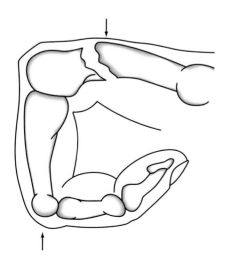

图 9.14 为了复位掌骨干骨折,在手指远端纵向施加压力,同时在掌骨近端背侧向掌侧施加压力来复位。

闭合复位的并发症

- 无法有效复位骨折。
- 复位后无法维持。
- 神经血管损伤。
- 旋转畸形。

注意：（1）闭合复位无法有效复位螺旋形骨折，不能纠正粉碎性骨折的短缩畸形。

（2）准确复位骨折对恢复良好的功能至关重要。

（3）早期复位可以降低畸形发生率，并减轻患者的痛苦。

（4）Salter-Harris 分型为 Ⅲ 和 Ⅳ 型的儿童骨骺损伤，需要解剖复位，以免影响生长发育。

踝关节脱位

要点

- 不伴骨折的胫距关节脱位很少见，常表现为暴力引起的开放性脱位。
- 双踝和三踝骨折通常伴有胫距关节半脱位或脱位。
- 建议早期复位，防止造成软骨和血管继发性损伤。
- 距下关节脱位少见，其中 85% 为内侧脱位。

临床表现（见第 5 章"足踝急症"）

注意：评估血管损伤情况，特别是足背动脉，其在前脱位时容易发生卡压。

说明

- 外踝骨折脱位最常见，其次是后踝、前踝。通常可见足踝明显畸形，足向外侧移位，内踝皮肤张力极高。
- 足通常跖屈短缩。
- 前脱位容易引起足背动脉搏动减弱。
- 开放性脱位占踝关节脱位的 25%。

复位术（图 9.15）

- 屈髋屈膝 90° 来放松腓肠肌和比目鱼肌。
- 后脱位：一只手握住足跟，另一只手握住足背。先行纵向牵引，然后向前方牵引复位。在屈膝屈髋 90° 位，助手把手放在大腿远端，行对抗牵引。如果单人操作，可以把患者下肢置于担架床边缘。
- 前脱位：牵引足部方式同后脱位。首先，足轻度背屈使距骨脱出。然后纵向牵引，向后推挤复位。助手可以边牵引边向前推胫骨。
- 外侧脱位：足跖屈，向远端牵引，然后旋转复位至解剖位置。

复位后处理

- 复位后检查足背动脉搏动。如果无法触及搏动，需立刻请骨科和血管外科会诊。
- 胫后石膏托固定。

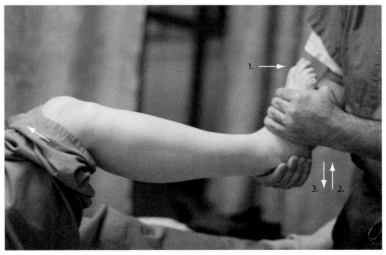

图 9.15　踝关节脱位复位。助手需要稳定左侧箭头所指的腿部。术者首先纵向牵引"箭头 1"，先向上复位"箭头 2"，再向下完成复位"箭头 3"。（图片由 Ryan Friedberg 提供。）

* 脱位后踝关节极不稳定，常采用足屈曲 90° 位石膏托固定。

锁骨脱位 / 骨折

要点

- 胸锁关节由胸锁韧带和肋锁韧带维持稳定。
- 肩锁关节由肩锁韧带、喙锁韧带和喙肩韧带维持稳定。
- 胸锁关节后脱位易引起气管损伤、气胸、食管损伤或者血管损伤，需尽快复位。

临床表现（见第 2 章"肩部和肘部急症"）

注意：一定要检查评估有无合并伤，因为胸锁关节脱位常由高能量暴力所致。

- 高能量暴力，如车祸、高处坠落或碰撞类运动是常见的致伤因素。
- 胸锁关节前脱位比后脱位常见。
- 前脱位：可及锁骨近端突起，明显与对侧不对称。
- 后脱位：无法触及锁骨近端。
  * 软组织肿胀可造成前脱位的假象。
- 胸锁关节后脱位压迫静脉会引起肢体麻木和水肿。

治疗

- 后脱位复位时常需要镇静麻醉。

闭合复位术（图 9.16）

- 患者取仰卧位，肩胛骨之间垫软垫，患侧上肢外展 90°。
- 一位术者牵引上肢，另一位术者处理锁骨近端。前脱位时向下按压锁骨近端，后脱位时向外牵拉锁骨近端。
- 如果后脱位闭合复位失败，可以行局部切开巾钳钳夹以复位锁骨。
  * 使用利多卡因行局部麻醉。
  * 无菌操作。

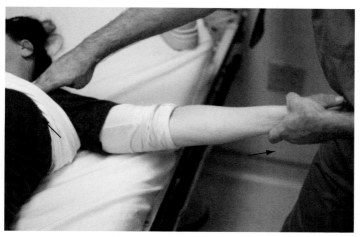

图 9.16　锁骨脱位复位。患者胸前绑布巾,助手握住布巾行对抗牵引。牵引患侧上肢(箭头所示),在锁骨处施加压力或牵拉力来复位。(图片由 Ryan Friedberg 提供。)

* 局部麻醉处行小切口。
* 钳夹锁骨两侧。
* 避免损伤锁骨下血管。

复位后处理

- 前脱位复位后用"8"字绷带加压固定。
- 后脱位复位后用"8"字绷带固定或者肩部吊带固定。
- 后脱位复位后通常比较稳定。
- 后脱位行闭合复位失败者需行切开复位。
- 因为前脱位不稳定且容易发生再脱位,操作前需要评估闭合复位是否可行。

肘关节脱位

要点

- 90% 的肘关节脱位为后脱位。
- 常见的损伤机制：摔倒时手臂处于伸直外展位。
- 20% 的脱位会出现神经损伤，以尺神经、正中神经损伤最为常见。
- 前脱位易损伤肱动脉。

临床表现（见第 2 章"肩部和肘部急症"）

注意：检查整个上肢，包括肩和（或）腕关节。

说明

- 后脱位常见损伤机制为摔倒时手臂处于伸直外展位。
- 前脱位常见损伤机制为前臂处于伸直旋后位时尺骨鹰嘴受撞击。
- 肘关节屈曲位：后脱位。
- 肘关节伸直位：前脱位。

注意：60% 的肘关节脱位会合并骨折，儿童常合并肱骨髁上骨折，成人常合并肱骨内上髁骨折。

复位前准备

- 一定要检查皮肤完整性，如果是开放性脱位必须行骨科手术处理
- 评估肘部远端的神经功能情况。
- 评估血管损伤情况。
- 检查前臂是否出现骨筋膜室综合征。
- 评估肩关节和腕关节有无合并伤。
- 复位前后拍正侧位片。

治疗

- 复位肘关节脱位常需要镇静麻醉。

- 后脱位复位术。
  - * 牵引和对抗牵引。
  - * 患者取仰卧位，一个人抓住患肢腕部及前臂行纵向牵引，另一个人抓住患肢肱骨中段行对抗牵引。
  - * 持续牵引前臂同时屈肘。
  - * 肘关节复位可感觉明显的弹响声（图 9.17）。
  - * 俯卧位牵引复位：
    - − 患者取俯卧位，一个人抓住前臂在略伸肘位行纵向牵引。
    - − 另一个人抓住肱骨中段行对抗牵引。
    - − 第一个人屈曲肘关节，可以用拇指按压尺骨鹰嘴帮助肘关节复位（图 9.18）。
  - * Stimon 技术：
    - − 俯卧位：肘关节屈曲 90°，手臂悬吊重物。
    - − 随着肌肉的放松，肘关节会自动复位。
    - − 如果没能自动复位，术者可按压尺骨鹰嘴协助复位。

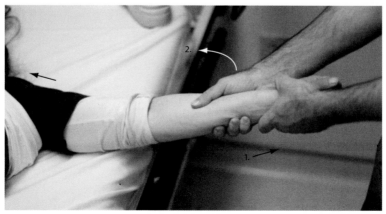

图 9.17　肘关节脱位复位。如左侧箭头所示，助手固定上臂；如箭头 1 所示术者纵向牵引，然后如箭头 2 所示方向屈曲肘关节复位。（图片由 Ryan Friedberg 提供。）

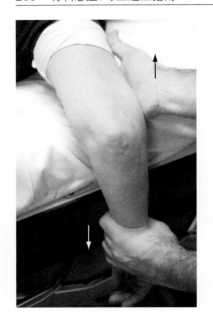

图 9.18 肘关节脱位复位。患者取俯卧位,前臂垂在床边。术者一只手固定上臂,另一只手纵向牵引前臂。(图片由 Ryan Friedberg 提供。)

- 前脱位:少见。
  * 血管神经损伤发生率高。
  * 急诊骨科会诊。
  * 复位术:
    - 患者取仰卧位,一只手抓住患肢腕部牵引,另一只手向下压前臂近端。
    - 助手抓住肱骨对抗牵引。
- 内侧 / 外侧脱位:
  * 复位方法同后脱位。

复位后处理

- 复位后复查 X 线片:明确有无骨折,是否复位。
- 复位后检查血管神经情况。
- 肘关节屈曲 90°~100°,后侧石膏托固定以防止再次脱位,患肢悬吊于胸前适当位置。

- 1 周后骨科复查。

预后

- 后脱位再次脱位少见。
- 肘关节在保护下进行早期活动（固定时间不要超过 2 周），固定时间过长易造成屈曲、挛缩。
- 警惕迟发性血管损伤的发生。

腓骨脱位

要点

- 很少见，占膝关节损伤比例不到 1%。
- 据报道，足球运动、芭蕾舞、单板滑雪、跳伞运动可导致该损伤。
- X 线片上易漏诊，如果怀疑此类损伤，建议行对侧平片进行双侧对比。

临床表现（第 4 章"膝关节与腿部急症"）

注意：踝关节扭伤时，务必检查腓骨近端是否有压痛。

说明

- 前外侧脱位约占 85%。
- 后内侧脱位约占 10%。
- 向上脱位约占 2%。
- 合并腓总神经损伤。
- 近端胫腓关节侧位片可辅助明确诊断。

治疗

- 复位前可口服止痛药或给予镇静麻醉。
- 复位术。

* 尝试闭合复位。
  – 屈膝 90°，外翻并背屈踝关节。
  – 直接按压腓骨头（图 9.19）。
  – 如果不能复位，则需行切开复位。

复位后处理

- 复位成功后行下肢长腿石膏固定，扶拐行走，患肢不负重。
- 骨科随诊，1 周后复查 X 线片，确认复位后腓骨稳定性。

预后

- 如果闭合复位成功，患者通常不需要手术固定。
- 如果闭合复位失败，需要切开复位，修复关节囊及韧带。
- 漏诊可能会导致慢性疼痛和活动障碍。

手指脱位

要点

- 最常发生近端指间关节脱位。

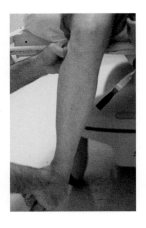

图 9.19　腓骨复位。屈膝 90°，外翻并背屈踝关节，另一只手直接按压腓骨头。（图片由 Ryan Friedberg 提供。）

- 背侧脱位比掌侧脱位更常见,掌侧脱位很少见。
- 掌板可能会嵌插在关节内,阻碍关节复位。

临床表现(见第 1 章"手和腕部急症")

注意:确认皮肤的完整性,开放性近端指间关节脱位的处理与闭合性不同。

- 掌指关节脱位少见。背侧脱位是掌指关节脱位中最常见的。
- 典型的临床表现为手指尺偏,掌指关节过伸 60°~90°。
- 复杂脱位可能比较隐匿,表现为手掌皮肤凹陷,或者在掌侧表面触及掌骨头。
- 掌侧脱位常常伴有中央腱断裂,导致纽扣样畸形。
- 近端指间关节掌侧、背侧脱位,均会出现掌板损伤。
- 远端指间关节通常为背侧脱位,以开放性脱位多见。

治疗

注意:避免刚开始就直接纵向牵引,因为这样可能会把掌板嵌入关节而无法复位。

   应用掌部或指神经阻滞麻醉。

复位术
- 掌指关节脱位。
  * 背侧脱位。
    – 屈曲腕关节以放松屈肌腱。
    – 关节过伸,然后按压近端指骨基底部,同时使手指屈曲。
  * 掌侧脱位。
    – 常因掌板嵌入而难以手法闭合复位,需行切开复位。
    – 首先尝试闭合复位:将近节指骨推向掌骨,然后使手指过屈。
    – 手指过屈时,牵引后尝试伸直手指。
    – 可尝试用拇指按压近节指骨基底部复位。
- 近端指间关节脱位。
  * 背侧脱位。

- 屈曲腕关节，近端指间关节过伸，轻柔地牵引，然后从背侧在中节指骨基底部按压，同时使手指屈曲回原位。
  - 用另一只手固定近节指骨。
  * 掌侧脱位。
    - 屈曲腕关节。
    - 过屈近端指间关节。
    - 轻柔地牵引，然后伸直中节指骨。
  * 侧方脱位：轻轻地伸直牵引。
- 远端指间关节脱位。
  * 背侧脱位。
    - 屈曲腕关节，远端指间关节过伸，轻柔地牵引，然后从背侧在远节指骨基底部按压，同时使手指屈曲回原位。
  * 掌侧脱位。
    - 屈曲腕关节。
    - 过屈远端指间关节。
    - 轻柔地牵引，然后伸直远节指骨。

复位后处理

- 掌指关节脱位：掌指关节屈曲 30° 固定。
- 近端指间关节脱位：近端指间关节屈曲 30° 固定。
- 远端指间关节脱位：远端指间关节伸直位固定。
- 如果复位失败或复位后有局部缺血表现，需行手术治疗。

预后

- 大部分脱位复位后是稳定的，通常不需要手术干预。
- 为避免出现脱位相关的并发症，2 周内专科随诊。

髋关节脱位

要点

- 后脱位占髋关节脱位的 90%。
- 髋关节脱位应在 6 小时内复位以减少股骨头缺血坏死的发生风险。
- 检查脱位的髋臼缘是否有骨折。

临床表现（见第 3 章"骨盆急症"）

- 后脱位通常表现为髋关节屈曲、内收、内旋畸形。
- 前脱位通常表现为髋关节外展、外旋畸形。

注意：在正位片，髋关节后脱位时股骨头表现为向上移位，前脱位时股骨头表现为向下或内侧移位。

治疗

- 复位前，确认股骨颈有无骨折。如果有骨折，复位前需要骨科会诊。
- 髋关节复位通常需要镇静麻醉。
- 髋关节复位术。
  - * Allis 法。
    - 患者平卧，髋关节屈曲。
    - 一个人固定骨盆，另一个人使患者患侧屈膝 90°。
    - 沿股骨方向牵引直到复位成功（图 9.20）。
    - 缓慢平稳地牵引优于突然发力地牵引，突然发力会使肌肉痉挛。
    - 另一种复位术是用带子把骨盆固定在床上，这样就不需要增加助手对抗牵引。
  - * 侧卧位。
    - 患者侧卧位，患肢朝上。
    - 一个人固定骨盆对抗牵引，另一个人沿股骨方向纵向牵引。
  - * 仰卧位。

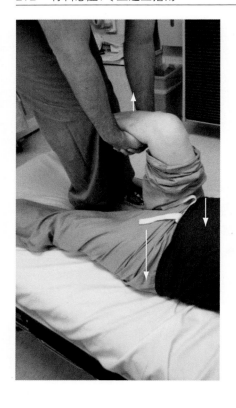

图 9.20　髋关节复位术。Allis 法：患者平卧，助手固定骨盆或用带子把骨盆固定在床上。屈曲髋和膝至 90°。术者站在患者上方，抓住患者膝下，向上牵引大腿。（图片由 Ryan Friedberg 提供。）

- 抓住足踝，轴向牵引并内外旋髋关节。
- 缓慢稳定地牵引。
- 复位成功时，常出现弹响。
- 同样适用于前脱位。
* Captain Morgan 复位术。
  - 患者取仰卧位。
  - 术者一只脚站在地上或站在凳子上，另一只脚踩在床上。
  - 屈曲患侧膝，患者小腿与术者膝盖之间垫软布垫。
  - 握住患者小腿，术者翘起足趾向上顶，以术者膝为支点向下压患者小腿，利用杠杆原理复位（图 9.21）。

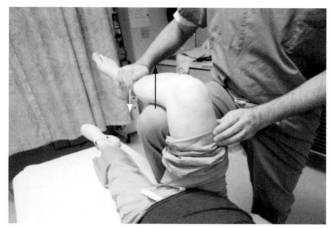

图 9.21　髋关节复位术 "Captain Morgan"：患者仰卧，助手固定骨盆或把患者缚于床上。屈髋、屈膝 90°。术者一条腿站在地上，另一条腿屈膝，脚踩在床上。患肢搭在术者膝上。术者翘起足趾向上顶，向下轻柔地压患者小腿。（图片由 Ryan Friedberg 提供。）

－ 最好缓慢稳定地用力。

* 髋关节置换术后脱位复位困难时，需要考虑术中植入的衬垫是哪种类型。某些衬垫的复位非常困难，需要骨科手术切开复位。

复位后处理

- 复位后复查 X 线片。
- 如果怀疑隐匿性骨折需要进行 CT 检查。
- 使用髋关节外展枕或膝固定架来防止再次脱位。
- 复位后通常需要住院治疗。

预后

- 可能会发生股骨头缺血性坏死。
- 无骨折的单纯脱位通常不需要手术。

膝关节脱位

要点

- 骨科急症之一。
- 腘动脉、腘静脉损伤风险高。
- 腓总神经损伤发生率为 20%~40%。
- 应尽早复位。

临床表现（见第 4 章"膝关节与腿部急症"）

注意：应就地复位，复位前后需评估血管神经情况。

说明

- 前脱位（40%）通常发生于过伸损伤，导致前交叉韧带（ACL）撕裂，部分或全层后交叉韧带（PCL）撕裂。
- 后脱位（33%）通常由膝关节轻度屈曲时胫骨近端受直接暴力所致。就诊时，大约 2/3 的膝关节脱位已自发复位。
- 外伤后，膝关节极不稳定，但是 X 线片未见异常，此时需要考虑膝关节脱位已经复位。
- 足下垂（背屈障碍）为腓总神经损伤的表现。
- 检查或固定过程中应避免膝过伸，防止牵拉腘动脉或腓总神经。

治疗

- 请骨科急会诊。
- 尽快复位。
- 复位时通常需要镇静麻醉。
- 复位术。
  * 后脱位复位术（图 9.22）。
    – 一位术者固定股骨远端以对抗牵引。

  - 另一位术者固定胫骨近端,向远端牵引,然后向前复位。
  - 膝关节应屈曲 30°~90°。
  - 复位应轻柔,避免进一步损伤动脉。
* 前脱位复位术。
  - 一位术者握住胫骨近端,轻柔地向远端牵引。

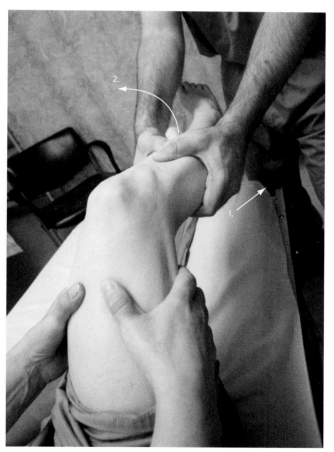

图 9.22　膝关节复位术。一人固定股骨近端,另一人纵向牵引小腿(1),使胫骨复位(2)。(图片由 Ryan Friedberg 提供。)

－ 另一位术者握住股骨远端，向近端牵引，向前复位（图 9.23）。

复位后处理

• 复位后检查神经血管情况。

  ＊ 复位后如果无法触及脉搏，则应立即请血管科会诊。

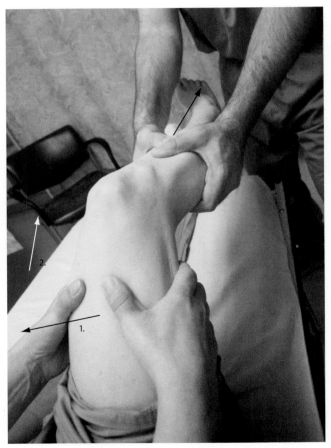

图 9.23　膝关节脱位的复位术。一人固定股骨近端，另一人纵向牵引小腿，使胫骨复位（2）。也可以牵引股骨复位（1）。（图片由 Ryan Friedberg 提供。）

* 复位后如果可触及脉搏,测量踝肱指数(ABI)。
  - 如果 ABI<0.9,行血管造影或超声检查。
  - 如果 ABI>0.9,可以分步做一系列检查。
* 复位后屈膝 10~15°,腿后石膏托固定。
* 大多数患者需要手术修复韧带损伤。

髌骨脱位

要点

- 几乎所有的髌骨脱位都是外侧脱位。
- 常见于青春期女性。
- 脱位最常见于间接损伤。

临床表现(见第 4 章"膝关节与腿部急症")

注意:有膝关节积液和可疑髌骨脱位病史时,应考虑髌骨脱位后自发复位。

治疗

- 必要时可给予镇静麻醉。
  - 由于复位快且容易,作者倾向于复位时不需要镇静。
  - 这种方法通常可以顺利复位,容易被患者接受,避免镇静麻醉的并发症和复位后的监测。
- 复位术。
  * 闭合复位。
    - 轻柔地屈曲髋关节。
      ⊙患者以 20~30° 斜坐在担架床上。
  * 一只手缓慢使膝关节伸直,同时另一只手推挤髌骨复位(图 9.24)。
    - 持续牵引髌骨可以减少疼痛,避免强行复位。

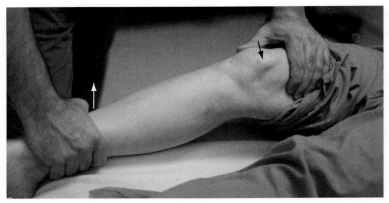

图 9.24 髌骨复位。术者握住髌骨过伸膝关节。一旦膝关节伸直，术者可以推挤髌骨外侧直到复位。（图片由 Ryan Friedberg 提供。）

- 一旦膝关节伸直，髌骨可以滑回原位。如果需要，可以稍微施加一些内侧压力。

复位后处理

- 固定膝关节。
- 复位后复查 X 线片，确认已复位，检查是否有隐匿性骨折。
- 扶拐行走，根据患者耐受程度，患肢可以部分负重。
- 1 周内安排骨科复查。

桡骨头半脱位 / 脱位

要点

- 桡骨头半脱位或"牵拉肘"通常发生于 2~4 岁儿童，但据报道 6 岁儿童也有发生。
- "牵拉肘"的损伤机制为向上突然牵拉手腕，比如当孩子要摔倒时父母牵拉孩子手腕防止其跌倒。

- 成年人单纯的桡骨头脱位非常少见。通常由高能量损伤所致,常合并其他损伤,比如肘关节脱位和孟氏骨折(合并尺骨骨折)。

临床表现(见第 7 章"小儿骨科急症")

注意:如果既往史或检查不支持桡骨头半脱位,应考虑其他损伤(如骨折或感染)。

说明

- 儿童出现桡骨头半脱位时表现为手臂轻度屈曲旋前,并且拒绝活动手臂。
- "牵拉肘"不出现肿胀及皮温升高。如果存在挫伤、肿胀或皮温升高,需考虑其他病因。
- 成人桡骨头脱位表现为手臂屈曲 90°,拒绝任何肘关节活动,包括旋前和旋后。

注意:如果儿童的肘部出现肿胀、挫伤,或者损伤机制不符合桡骨头半脱位的情况,在尝试复位前必须拍 X 线片明确诊断。

治疗

- 复位桡骨头半脱位常不需要镇静麻醉。
- 儿童桡骨头半脱位复位术:
  * 过度旋前 / 伸直。
  * 术者一手托住肘部以拇指压在桡骨头部位,另一只手抓住患者腕部。
  * 过度旋前前臂。如果旋前不能复位,可以轻柔伸直肘关节复位(图 9.25)。
  * 复位时通常可以感觉桡骨头处的弹响。
  * 初次复位成功率为 95%。
  * 旋后 / 屈曲:
    - 术者一只手托住肘部以拇指压在桡骨头部位,另一只手抓住患者腕部或前臂远端。

－ 首先旋后前臂。

－ 如果没能复位，可以轻柔地屈曲肘关节（图9.26）。

－ 复位时通常可以感觉桡骨头处的弹响。

－ 复位成功率有77%。

复位后处理

• 儿童需要进一步观察，直至患肢可以正常活动。

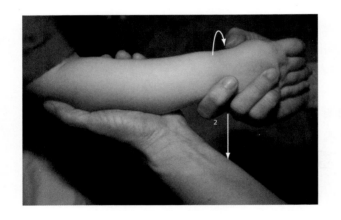

图9.25 "牵拉肘"。前臂过度旋前，然后伸直复位。按压桡骨头更容易复位。（图片由Ryan Friedberg提供。）

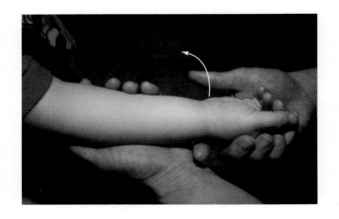

图 9.26 "牵拉肘"。前臂旋后，然后屈曲肘关节复位。（图片由Ryan Friedberg提供。）

- 复位后不需常规拍片。
- 不需要固定。
- 成人桡骨头脱位。
  * 关节腔注射麻醉或镇静麻醉。
  * 复位术：
    - 前脱位。
      ◎ 前臂旋后，屈肘至 115°。
      ◎ 一只手抓住肘部用拇指向后按压桡骨头。
      ◎ 另一只手向远端牵引腕部。
      ◎ 助手握住肱骨行对抗牵引（图 9.27）。
    - 后脱位。
      ◎ 前臂旋后伸直贴住患者体侧。
      ◎ 一只手抓住肘部用拇指向前按压桡骨头。

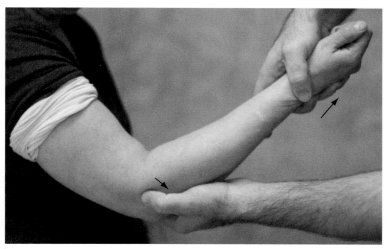

图 9.27　成人桡骨头前脱位。前臂旋后肘关节屈曲 115°。一只手抓住肘部，拇指向后按压桡骨头，另一只手向远端牵引腕部。助手握住肱骨行对抗牵引。（图片由 Ryan Friedberg 提供。）

⊙另一只手向远端牵引腕部。

⊙助手握住肱骨行对抗牵引（图 9.28）。

－外侧脱位。

⊙同后脱位法，但是向内侧按压桡骨头。

复位后处理

* 复位后复查 X 线片。
* 再次评估血管神经情况。
  * 骨间背侧神经最易损伤，导致手指或拇指伸直乏力。
* 肘关节屈曲 90° 前臂旋后位下行后侧长臂石膏托固定。
* 如果是孟氏骨折，术中固定尺骨后桡骨头通常会自动复位。

肩关节脱位

要点

* 前脱位很常见（占肩关节脱位的 95%）。
* 后脱位（5%）。
  * 通常由坠落伤、癫痫发作或电击伤所致。

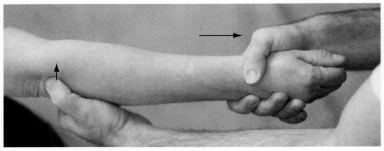

图 9.28　成人桡骨头后脱位。前臂旋后伸直贴住患者体侧。一只手抓住肘部，拇指向前按压桡骨头，另一只手抓住腕部向远端牵引。助手握住肱骨行对抗牵引。（图片由 Ryan Friedberg 提供。）

- 下脱位非常少见。
- 腋神经损伤是最常见的神经损伤（12%）。
- 在肱骨头后外侧可能出现 Hill-Sachs 损伤。
- 关节盂上唇（边缘）可能出现 Bankart 损伤。

临床表现（见第 2 章"肩部和肘部急症"）

注意：通常在手臂外展外旋时出现脱位。
- 大多数患者表现为一只手托着患肢来就诊。
- 肩峰通常突出，肩峰下空虚（由于肱骨头脱位）。
- 患者拒绝活动患肢。
- 如果不能外旋肩关节，可能为后脱位。
- 患肢举过头顶而不能放下提示下脱位。

注意：由于 X 线片不标准，肩关节后脱位常被漏诊。腋位片或 Y 轴片有助于诊断。

说明

- 检查患肢感觉和运动功能。
  - ＊ 特别是腋神经。
- 腋位片：诊断脱位最敏感，但是脱位的患者很难准确拍摄。
- 如果存在以下情况，复位前不需要常规拍片：
  - ＊ 临床已确诊。
  - ＊ 习惯性脱位患者。
  - ＊ 非创伤性脱位。
  - ＊ 年龄在 40 岁以下。

治疗

- 通常不需要镇静麻醉。
  - ＊ 患者由于疼痛或紧张无法配合复位可以考虑镇静麻醉。
- 关节内注射利多卡因可以减少疼痛，缩短复位时间（相对于镇静麻醉）。

- 前脱位复位术。
  - * Cunningham 技术:推拿法。
    - 患者坐在椅子上(或在担架床上)。
    - 使患肢完全内收,肘关节屈曲。
    - 患者必须放松。
    - 按摩患侧斜方肌。
    - 按摩肱二头肌腱。
    - 交替按摩斜方肌、三角肌和肱二头肌直到复位。
  - * 自动复位法。
    - 患者内收肩关节,行摸鼻试验。
    - 用手指触摸前额。
      - ⊙ 引起肩关节内旋、前屈。
  - * Stimson 法(图 9.29)。

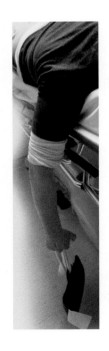

图 9.29 Stimson 法复位肩关节脱位。患者俯卧位,手腕悬吊重物。20~30 分钟肩关节会自行复位;如果复位失败,施加牵引同时内旋患肢可以帮助复位。(图片由 Ryan Friedberg 提供。)

- 患者俯卧位。
- 升高担架床,患肢悬吊 10~20 磅(4.54~9.07 kg)重物。
- 肩关节会在 20~30 分钟复位。
- 如果复位失败,术者可以牵引上肢时旋后旋前患肢。
* 肩胛骨复位法(图 9.30)。
- 患者俯卧位。
- 这种方法可以与 Stimson 法结合使用,患肢悬吊重物。
- 当患者放松时,按压肩胛骨下缘使之向内侧旋转,上缘向外侧旋转。
- 缓慢稳定地加压通常可以复位肩关节。
* 外旋法(Hennepin 法)(图 9.31)。
- 患者仰卧位或坐在椅子上。
- 患者肘关节屈曲 90°,肩关节前屈约 20°。
- 保持肘部贴住患者体侧,外旋手臂。
- 若手臂外旋 90° 时还没有复位,可以尝试内收肩关节复位。

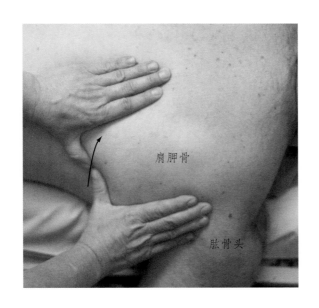

肩胛骨

肱骨头

图 9.30 肩胛骨复位法复位肩关节脱位。患者俯卧位,轻柔按压箭头所示处来转动肩胛骨复位,这种方法可以和 Stimson 法结合使用。(图片由 Ryan Friedberg 提供。)

- 作者提示：使患者保持仰卧位，用另一只手向下按压肱骨头可以减少疼痛，提高复位成功率。
* Milch 法。
    - 患者仰卧位。
    - 外展手臂超过 90°，同时外旋（重复一次，建议按压肱骨头）。
    - 当手臂外展超过肩关节时通常可以复位。
* 牵引 – 对抗牵引法（图 9.32）。
    - 很多医师推荐此法。
    - 可以作为复位的最后选择方法。
    - 应用镇静麻醉。

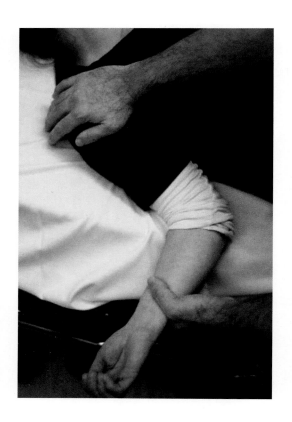

图 9.31　外旋法复位肩关节脱位。患者仰卧位，屈肘 90°，肩关节前屈约 20°。肘部贴在患者体侧，外旋手臂。如图所示（术者用手扶住患者肩），在肱骨头施加压力可以减少疼痛且增加复位成功率。（图片由 Ryan Friedberg 提供。）

　　– 需要 2 人操作。

　　– 患者仰卧位。

　　– 用布带从患侧腋下穿过,把患者胸廓绑在术者腰部行对抗牵引。术者只需要向后倾,就可以提供稳定的牵引力。

　　– 助手将患者肘关节屈曲 90°,用布带把患者前臂和助手腰部绑在一起。

　　– 助手向外下侧平稳地牵引患肢直到复位。

　　– 如果牵引无法复位,可以尝试内旋外旋手臂来促使复位。

- 后脱位复位术。

　　* 复位前请骨科会诊。

　　* 患者仰卧位。

　　* 应用牵引 – 对抗牵引法,助手屈曲内收肩关节行轴向牵引。

　　* 可以向前按压肱骨头来促使复位。

- 下脱位。

　　* 建议行镇静麻醉。

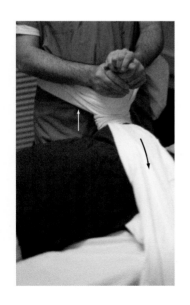

图 9.32　牵引 – 对抗复位法。患者仰卧位,用布带把患者胸廓绑在术者腰部行对抗牵引。患肢肘关节屈曲,用布带把患者前臂和助手腰部绑在一起,稳定轻柔地牵引,以防操作者脱手的风险。牵引时可以内旋外旋手臂来促使复位。(图片由 Ryan Friedberg 提供。)

* 患者仰卧位。
* 行牵引 – 对抗牵引法。
* 对抗牵引的布带应该绑在患者肩部以上（锁骨上），术者站在患者对侧髋部。
* 肩关节过度外展，助手轴向牵引。
- 两步复位法（图 9.33）。
* 把下脱位变为前脱位，然后复位前脱位。
* 推 / 拉术。
  - 施加推力的手置于肱骨中段外侧。
  - 施加拉力的手置于肱骨内上髁。
  - 施加推力的手使肱骨头从下方转到前方。
  - 施加拉力的手固定肱骨远端使手臂始终向上（头侧）。
* 当脱位转换为前脱位时，按前脱位复位处理。

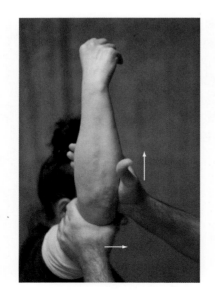

图 9.33　两步复位法复位下脱位。推 / 拉法：施加推力的手置于肱骨中段外侧。施加拉力的手置于肱骨内上髁。施加推力的手使肱骨头从下方转至前方。施加拉力的手固定肱骨远端使手臂始终向上。（图片由 Ryan Friedberg 提供。）

复位后处理

- 复位后复查 X 线片。
- 吊带固定。
  - * 如果是第一次脱位，可以外旋 30° 吊带固定。这种固定方法可以减少再次脱位。
- 骨科随诊。

腕部骨折 / 脱位

要点

- 桡腕关节脱位非常少见，通常为高能量暴力所致。
- 合并损伤包括骨折、韧带撕裂和神经血管损伤。
- 摔倒时手过伸位撑地是桡骨远端骨折最常见的损伤机制。
- 掌侧成角骨折时（Smith 骨折），注意有无正中神经损伤。

临床表现（见第 1 章 "手和腕部急症"）

注意：一定要检查上臂和肘部是否有损伤。

治疗

注意：如果条件允许，可采用 C 臂机透视辅助复位。

- 血肿内麻醉。
- 可以考虑镇静麻醉。
- 桡腕关节脱位复位术。
  - * 背侧脱位。
    - 一只手抓住患者手，另一只手抓住患者前臂。
    - 使患者腕部过伸，牵引手部，屈曲腕关节来复位。
    - 另一只手对抗牵引。
  - * 掌侧脱位。
    - 过屈腕关节，牵引伸直腕关节。

- 桡骨远端骨折复位术。
  * 指套牵引重物悬吊复位术。
    - 把拇指、示指、中指置于指套内，手臂悬吊 10 磅（约 4.54 kg）重物 10 分钟（图 9.34 和图 9.35）。
    - 操作。
- 背侧成角骨折。
  * 两拇指相对，压在骨折断端背侧。
    - 先过伸骨折端。

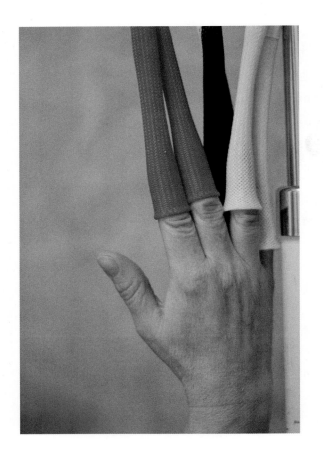

图 9.34　指套牵引。手指置于指套内来牵引。（图片由 Ryan Friedberg 提供。）

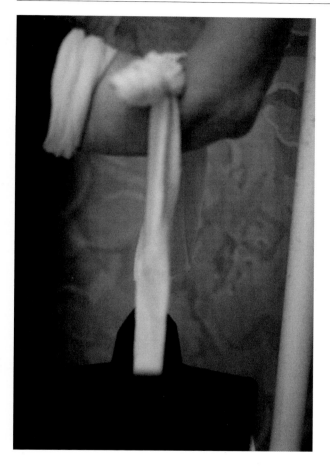

图 9.35　重物悬吊在屈曲的肘关节处牵引复位。（图片由 Ryan Friedberg 提供。）

- 纵向牵引。
- 最后屈曲骨折端复位。
- 掌侧成角骨折。
- 两拇指相对，压在骨折端掌侧，使骨折端屈曲。
  ⊙ 纵向牵引。
  ⊙ 伸直骨折端复位。

复位后处理

- 背侧脱位。
    * 背伸 10°，掌侧石膏固定。
- 掌侧脱位。
    * 屈曲 10°，掌侧石膏固定。
- 桡骨远端骨折。
    * 建议腕关节中立位或轻度过伸位夹板固定。
- 1 周内骨科随访。

参考文献

Abraham A. Emergency treatment of ankle fracture dislocations-a reliable technique for early reduction. *Ann R Coll Surg Eng*l. 2003;85(6):427.

Ahmad R, Case R. Dislocation of the fibular head in an unusual sports injury: a case report. *J Med Case Report*s. 2008;2:158.

Beecroft M, Sherman SC. Posterior displacement of a proximal epiphyseal clavicle fracture. *J Emerg Me*d. 2007;33(3):245-8.

Bitar AC, Demange MK, D'Elia CO, Camanho GL. Traumatic patellar dislocation: non-operative treatment compared with MPFL reconstruction using patellar tendon. *AM J Sports Me*d. Jan;40(1):114-22.

Capps GW, Hayes CW. Easily missed injuries around the knee. *Radiograph-ic*s. 1994;14:1191-210.

Dislocation of the elbow. Wheeless' Textbook of Orthopaedics.

Ellis C. A case of isolated proximal tibiofibular joint dislocation while snowboarding. *Emerg Med* J. 2003;20:563-4.

Evans EM. Pronation injuries of the forearm, with special reference to the anterior Monteggia fracture. *J Bone Joint Surg A*m. 1949;31B(4):578-88.

Garrick JG. Patellofemoral disorders. *Orthopaedic Knowledge Update Sports Medicine* 3. 2004:217.

Hamilton W, Parkes JC 2nd. Isolated dislocation of the radial head without fracture of the ulna. *Clin Orthop Relat Re*s. 1973;9:94-6.

Hendey GW. Necessity of radiographs in the emergency department management of shoulder dislocations. *Ann Emerg Me*d. 2000;36(2):108-13.

Hendey GW, Avila A. The Captain Morgan technique for the reduction of the dislocated hip. *Ann Emerg Me*d. 2011;58(6):536-40.

Horan J, Quin G: Proximal tibiofibular dislocation. *Emerg Med* J. 2006;23: e33.

Horlocker TT. Regional anaesthesia in the patient receiving anti-thrombotic and antiplatelet therapy. *Brit J Anaest*h. 2011;107(S1):i96-106.

Macias CG, Bothner J, Wiebe R. A comparison of supination/flexion to hyperpronation in the reduction of radial head subluxations. *Pediatric*s. 1998;102(1):e10.

McDonald J, Whitelaw C, Goldsmith LJ. Radial head subluxation: Comparing two methods of reduction. *Acad Emerg Me*d. 1999; 6(7):715-18.

Mercier LR. *Practical Orthopedic*s. 6th edn. Philadelphia, PA: Mosby/ Elsevier. 2008.

Myderrizi N, Mema B. The hematoma block: an effective alternative for fracture reduction in distal radius fractures. *Med Ar*h. 2011;65(4):239-42.

Negi AK, Pestonji MD, Iyer S. Isolated posterior dislocation of the radial head in an adult. *J Postgrad Me*d. 1992;38(3):143.

Nho Sj, Dodson CC, Bardzik KF, et al. he two-step maneuver for closed reduction of inferior glenohumeral dislocation. *J Orthop Traum*a. 2006;20: 354-7.

Ogden JA. Subluxation and dislocation of the proximal tibiofibular joint. *J Bone Joint Surg A*m. 1974;56:145-54.

Perron AD, Brady WJ, Sing RF. Orthopedic pitfalls in the ED: Vascular injury associated with knee dislocation. *Am J Emerg Me*d. 2001;19(7): 583-8.

Reichman E, Simon R. *Emergency Medicine Procedure*s. 1st edn. New York, NY: McGraw-Hill. 2004.

Roberts JR, Hedges JR. *Clinical Procedures in Emergency Medicin*e. Philadelphia, PA: Saunders/Elsevier. 2010.

Ross A, Catanzariti AR, Mendicino RW. The hematoma block: A simple, effective technique for closed reduction of ankle fracture dislocations. *J Foot and Ankle Surg*. 2011;50:507-9.

Schutzman SA, Teach S. Upper-extremity impairment in young children. *Ann Emerg Me*d. 1995;26(4):474-9.

Shah K, Mason C, eds. *Essential Emergency Procedure*s. Philadelphia, PA: Lippincott, Williams & Wilkins. 2008; pp. 249-51.

Simon RR, Brenner BE. *Emergency Procedures and Technique*s. Philadelphia, PA: Lippincott, Williams & Wilkins. 2002.

Simon RR, Sherman SC, Koenigsknecht SJ. *Emergency Orthopedics: The Extremi-*

*tie*s. New York, NY: McGraw-Hill, Medical Pub. Division. 2007.

Sternoclavicular Joint Injury. Wheeless' Textbook of Orthopaedics.

Wascher DC, Dvirnak PC, DeCoster TA. Knee dislocation: Initial assessment and implications for treatment. *J Orthop Trauma*. 1997;11(7):525-9.

Watson JA, Hollingdale JP. Early management of displaced ankle fractures. *Injury*. 1992;23(2):87-8

制动和夹板固定技术

Michael C. Bond，Michael K. Abraham

第 **10** 章

概述

夹板材料（图 10.1 和图 10.2）

- 弹力织物（图 10.1C）是一种用来保护皮肤的衣袖状织物,在应用时能够帮助维持夹板的固定位置,同时也能保持夹板 / 石膏表面的清洁。

- 石膏（图 10.2B）可为板状或管型。石膏板一般为 5 英寸（1 英寸约为 2.54 cm）宽，30 或 45 英寸长。上肢石膏夹板一般需 8~10 层,下肢石膏板一般需 15~20 层。可以通过将石膏板撕开或切开调整宽度或长度以适应患者需要。石膏一般需要经过 20 分钟硬化成型,1 天后达到最大硬度。石膏塑形的过程释放热量,患者可能会感到明显发热并有可能引起烫伤。使用石膏的层数越多,对石膏进行加湿的水温越高,释放的热量越多。

- 玻璃纤维（图 10.1D）（如 Orthoglass®、Scotchcast®）为包裹在棉絮里的呈卷装的玻璃纤维。成品均有固定的宽度（2~6 英寸）。玻璃纤维只需要很少的水启动固定过程,在 20~30 分钟内完成固定塑形并达到最大固定强度。它的可塑性没有石膏夹板强。固定过程中应仔细修理或整复其切缘以免玻璃纤维的倒刺划伤患者。Orthoglass® 玻璃纤维夹板两面有相同的填充物,而 Scotchcast® 玻璃纤维夹板一侧为填充物,另一侧为透气衬垫。

- 石膏衬垫（如 Webril™）（图 10.1A 和图 10.2C）是在使用石膏夹板时必须用的筒状棉垫。在固定过程中应尽量避免褶皱或局部凸起,这可引起局部压迫，导致皮肤破损或疼痛。一般部位只需 2~3 层棉垫即可达到保护效果，而在骨性突出部位应衬以更多层的棉垫。

- 弹性绷带（图 10.1B 和图 10.2D）用来维持夹板的固定位置。固定时绷带张力不要过大，否则容易导致肢端麻木，不利于局部血供。

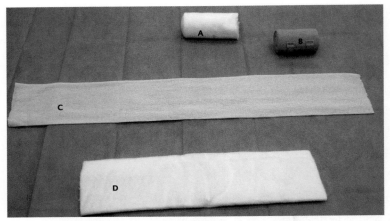

图 10.1　夹板固定的常用物品：(A)棉垫、(B)弹力绷带、(C)弹力织物和(D)玻璃纤维夹板材料。

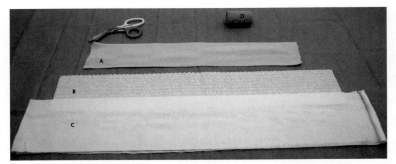

图 10.2　夹板固定的常用物品：(A)弹力织物、(B)石膏板、(C)棉垫和(D)弹力绷带。确保棉垫的长度和宽度都大于石膏夹板，以保障石膏夹板的边缘被完全覆盖。

糖钳夹板（图 10.3）

适应证

- 尺桡骨骨折。
- 肱骨髁上骨折。
- 腕骨骨折。

注意：糖钳夹板可以限制腕部屈伸、旋后、旋前运动，还能明显限制肘部

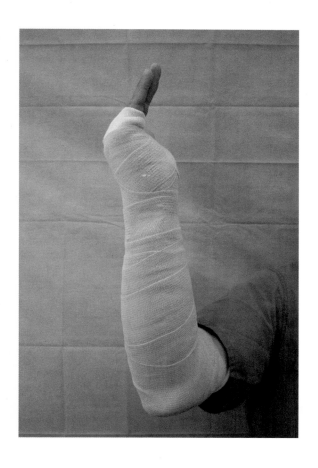

图 10.3 传统的糖钳夹板固定。用于尺骨、桡骨、肱骨髁上及腕骨骨折。注意手部末端的固定位置。

的屈伸运动。通过和另一块糖钳夹板联合应用（双糖钳夹板固定），固定范围从腋下和肘关节周围到肩部。这种双夹板可能阻止肘部任何范围的屈伸运动。

材料

- 弹力织物。
- 石膏或玻璃纤维夹板。
- 石膏衬垫。
- 弹力绷带。

应用

- 可采用两种固定方法。
  - * 传统的糖钳夹板固定（图 10.3）。
    - 弹力织物位于手部与肱二头肌中部之间。
    - 夹板材料（石膏或玻璃纤维）位于手背部肘关节周围至手掌侧。
    - 确保夹板的宽度不能超过前臂的宽度，否则将形成管型固定。一般夹板宽度为 2~3 寸（5~7.5 cm）。
  - 如果采用石膏夹板，应垫以 2~3 层石膏衬垫，在骨性凸起处固定时则相应增加衬垫的层数。
  - 用水打湿石膏夹板，或适当湿化玻璃纤维材料。
  - 将石膏衬垫附着于夹板材料，作为一个整体，从手部开始固定至前臂，绕过肘关节后返回手部（图 10.4）。夹板材料可能会在肘部皱起（图 10.5）。
  - 从手部开始，用弹力绷带将夹板固定。确保绷带的张力不要太大。
  - 应用夹板时，手部和腕关节应固定于功能位。

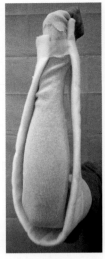

图 10.4 传统的糖钳夹板固定，玻璃纤维附于弹力织物之上。固定时，夹板应由手背侧开始，绕过肘关节，返回至手部掌侧。

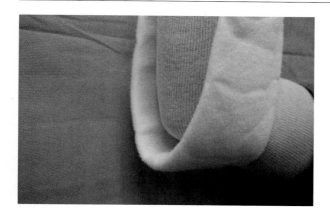

图 10.5 肘部的夹板材料可能会形成局部隆起。

双糖钳夹板固定

适应证

- 肱骨骨折。
- 肱骨髁上骨折。
- 尺桡骨骨折。
- 腕骨骨折。

注意：双糖钳夹板可以限制腕部的屈伸运动，如果夹板固定范围延伸至手指部，还能阻止肘部和腕掌关节的屈伸运动。同时也能限制前臂的旋后和旋前运动。

材料

- 弹力织物。
- 石膏夹板或玻璃纤维夹板。
- 石膏衬垫。
- 弹力绷带。

应用

- 弹力织物覆盖于手部至腋下。
- 准备两块夹板材料(石膏夹板或玻璃纤维夹板)。第一块始于腋下,绕过肘关节后返回至肩部。第二块从手部背侧开始,绕过肘关节后折回至手部掌面。
- 一般夹板需 2~3 英寸(5~7.5 cm)宽。
- 如果选用石膏夹板,应垫以 2~3 层石膏衬垫。在有骨性突起的区域应相应增加衬垫层数。
- 用水打湿石膏夹板,或适当湿化玻璃纤维材料。
- 将石膏衬垫附着于打湿的夹板材料,作为两个部分分别固定于前臂。第一部分固定腋下,绕过肘关节,折返回肩部。第二部分始于从手部背侧开始覆盖在前臂,绕过肘关节后返回至手部掌侧。
- 从手部开始,用弹力绷带将夹板固定。确保绷带的张力不要太大。
- 应用夹板固定时,手和腕关节应固定于功能位,肘关节固定于屈曲 90°位。

反糖钳夹板固定(图10.6)

- 弹力织物覆盖于手部至肱二头肌中部之间。
- 夹板材料(石膏或玻璃纤维)从手背部开始绕过肘关节至手掌侧。
- 确保夹板的宽度不超过前臂的宽度,否则就形成了管型固定。一般夹板宽度为 2~3 英寸(5~7.5 cm)。
- 如果采用石膏夹板,应垫以 2~3 层石膏衬垫,在骨性凸起处固定时则相应增加衬垫的层数。
- 将夹板材料对折,在对折处将其剪开,只留很窄的

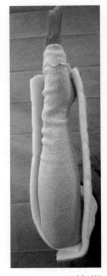

图 10.6 反糖钳夹板。夹板材料被从中间剪开以便固定于第 1 和第 2 指之间,然后从手部覆盖于前臂两侧,其末端可于肘部反折固定。此种固定方法相对于传统糖钳夹板更便于弹力绷带维持固定位置,防止肘部形成局部皱褶。

一处连接（约 0.5 英寸或 1 cm）（图 10.7）。

- 用水打湿石膏夹板，或适当湿化玻璃纤维材料。
- 将石膏衬垫附着于打湿的夹板材料，作为一个整体从手部开始固定于前臂。石膏材料对折处没有剪开的那部分应位于手部第 1、和第 2 指之间，其余部分则从手部固定于前臂前后两侧（图 10.8）。
- 从手部开始，用弹力绷带将夹板固定。确保绷带的张力不要太大。
- 应用夹板时，手和腕关节应固定于功能位。

手掌侧夹板（图 10.9）

适应证

- 腕骨骨折。
- 掌骨骨折。
- 腕管综合征。
- 腕部软组织损伤。

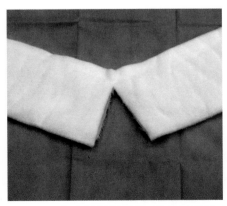

图 10.7 将夹板材料对折，从中间剪开，只保留 1cm 宽连接处。

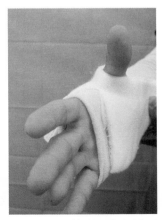

图 10.8 反糖钳固定夹板，未剪开的部分置于第 1 和第 2 指之间，其余部分固定于前臂两侧。

注意:手掌夹板可固定至手指部,限制腕掌关节处的屈伸运动。

材料

- 弹力织物。
- 石膏或玻璃纤维夹板。
- 石膏衬垫。
- 弹力绷带。

应用

- 弹力织物覆盖手部至前臂中段。
- 将夹板材料(石膏或玻璃纤维)置于手指中段至前臂中段的掌侧。
- 一般夹板宽度为 2~3 英寸(5~7.5 cm)。
- 如果采用石膏夹板,应垫以 2~3 层石膏衬垫,在骨性凸起处固定时则相应增加衬垫的层数。

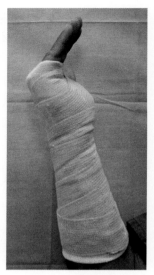

图 10.9   手掌侧夹板,适用于腕骨骨折、掌骨骨折、腕管综合征及腕部的软组织损伤。

- 用水打湿石膏夹板,或适当湿化玻璃纤维材料。
- 将石膏衬垫附着于打湿的夹板材料,作为一个整体从手部远端开始固定于前臂掌侧(图 10.10)。

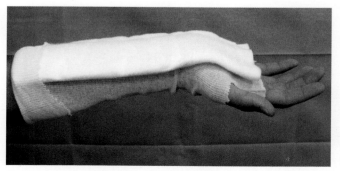

图 10.10   固定好的掌侧夹板。弹力织物放置在适宜位置,夹板材料位于手 / 腕的掌侧。

- 从手部开始,用弹力绷带将夹板固定。确保绷带的张力不要太大。
- 应用夹板时,手和腕关节应固定于功能位。

手背侧夹板（图 10.11）

适应证

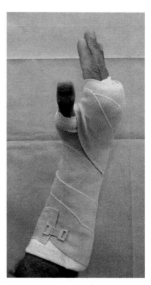

- 腕骨骨折。
- 掌骨骨折。
- 腕管综合征。
- 腕部软组织损伤。

注意:手背夹板可固定至手指掌指关节处,限制腕掌关节处的屈伸运动。

材料

- 弹力织物。
- 石膏或玻璃纤维夹板。
- 石膏衬垫。
- 弹力绷带。

图 10.11 手背侧夹板,适用于腕骨骨折、掌骨骨折、腕管综合征及腕部的软组织损伤。

应用

- 弹力织物覆盖手部至前臂中段。
- 将夹板材料(石膏或玻璃纤维夹板)置于手指中段至前臂中段的背侧。
- 一般夹板的宽度为 2~3 英寸(5~7.5 cm)。
- 如果采用石膏夹板,应垫以 2~3 层石膏衬垫,在骨性凸起处固定时则相应增加衬垫的层数。
- 用水打湿石膏夹板,或适当湿化玻璃纤维材料。
- 将石膏衬垫附着于打湿的夹板材料,作为一个整体从手部远端开始固定于前臂背侧(图 10.12)。

- 从手部开始,用弹力绷带将夹板固定。确保绷带的张力不要太大。
- 应用夹板时,手和腕关节应固定于功能位。

注意:手背侧和掌侧夹板不能限制前臂旋后和旋前运动。如有需要,可同时放置掌侧和背侧夹板(三明治夹板),联合固定可限制前臂的旋后和旋前运动。

后方长臂夹板(图 10.13)

适应证

- 肱骨髁上骨折。
- 尺桡骨骨折。
- 腕骨骨折。
- 肘部软组织损伤。

注意:后长臂夹板能够限制肘部和腕部的屈伸运动。但不能限制前臂的旋后和旋前运动。

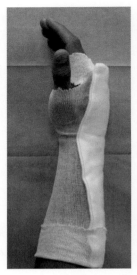

图 10.12 固定好的背侧夹板。弹力织物放置在适宜位置,夹板材料位于手/腕的背侧。

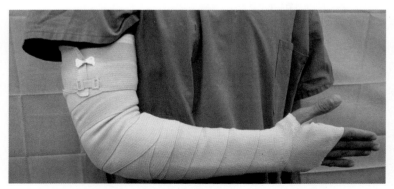

图 10.13 后长臂夹板。用于髁上骨折、尺桡骨骨折及腕骨骨折。

材料

- 弹力织物。
- 石膏或玻璃纤维夹板。
- 石膏衬垫。
- 弹力绷带。

应用

- 弹力织物覆盖手部至前臂中段。
- 将夹板材料（石膏或玻璃纤维夹板）置于上臂、前臂和手部后方。
- 一般夹板宽度为 2~3 英寸（5~7.5 cm）。
- 如果采用石膏夹板，应垫以 2~3 层石膏衬垫，在骨性凸起处固定时则相应增加衬垫的层数。
- 用水打湿石膏夹板，或适当湿化玻璃纤维材料。
- 将石膏衬垫附着于打湿的夹板材料，作为一个整体从手部远端开始固定于手、前臂和上臂后方（图 10.14）。
- 从手部开始，用弹力绷带固定夹板。确保绷带的张力不要太大。

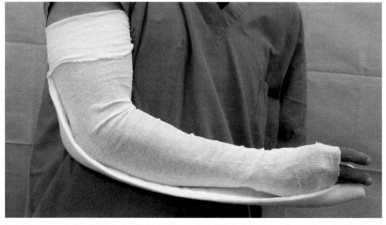

图 10.14 为配合弹力织物和石膏的后长臂夹板，下一步用弹力绷带进行固定。

- 应用夹板时,手和腕关节应
  固定于功能位。

小腿后方夹板

（图 10.15）

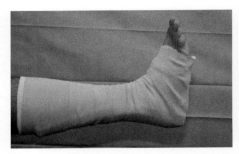

适应证

- 踝关节扭伤。
- 胫腓骨骨折。
- 跗骨和跖骨骨折。
- 跟腱病变或断裂。
- 踝部或足部软组织损伤。

图 10.15　小腿后方夹板。适用于踝部扭伤、胫腓骨骨折、跗骨和跖骨骨折及跟腱病变或断裂的治疗。

注意:小腿后方夹板可限制踝关节的背屈和跖屈运动。如果将夹板固定范围延伸至大腿中部,则可限制膝关节的屈伸运动。

材料

- 弹力织物。
- 石膏或玻璃纤维夹板。
- 石膏衬垫。
- 弹力绷带。

应用

- 弹力织物覆盖足部至小腿中段或大腿中段(如果用夹板固定胫骨或腓骨骨折,需固定至大腿部)(图 10.16)。
- 将夹板材料(石膏或玻璃纤维夹板)置于小腿背面,范围从脚趾至小腿中段或大腿中段。
- 一般夹板宽度为 3~5 英寸(7.5~12.5 cm)。
- 如果采用石膏夹板,应垫以 2~3 层石膏衬垫,在骨性凸起处固定时则相应增加衬垫的层数。

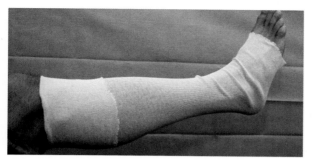

图 10.16　行小腿后方夹板固定时,弹力织物的放置位置。

- 用水打湿石膏夹板,或适当湿化玻璃纤维材料。
- 将石膏衬垫附着于打湿的夹板材料,作为一个整体从足底距面开始固定至小腿背面(图 10.17)。
- 注意在足跟部切开一部分石膏 / 玻璃纤维,尽量减少局部皱褶的形成(图 10.18)。
- 从足部开始,用弹力绷带将夹板固定,确保绷带的张力不要太大。
- 应用夹板时,踝关节应固定在 90°位,除非特殊类型的损伤需要将其固定在特殊体(如跟腱断裂时,踝关节常固定于跖屈位)。

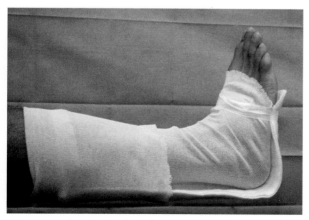

图 10.17　小腿后方夹板固定时,弹力织物和夹板材料的固定位置。

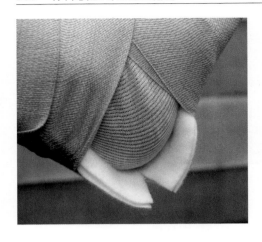

图 10.18   在足跟处将夹板材料部分切断以便于塑形,减少局部皱褶形成。

马蹄夹板（图 10.19）

适应证

- 胫腓骨骨折。
- 踝扭伤。
- 跗骨骨折。

注意:马蹄夹板能够限制踝关节的内旋和外旋运动。

材料

- 弹力织物。
- 石膏或玻璃纤维夹板。
- 石膏衬垫。
- 弹力绷带。

应用

- 弹力织物覆盖足部至小腿中段。

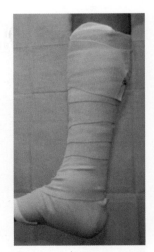

图 10.19   马蹄夹板,用于胫腓骨骨折、踝扭伤、跗骨骨折的治疗,限制踝关节的内旋和外旋运动。

- 夹板材料(石膏或玻璃纤维夹板)从小腿中部向远端固定绕过足部,折回至对侧小腿中部(图 10.20)。
- 一般夹板宽度为 3~4 英寸(7.5~10 cm)。
- 如果采用石膏夹板,应垫以 2~3 层石膏衬垫,在骨性凸起处固定时则相应增加衬垫的层数。
- 用水打湿石膏夹板或适当湿化玻璃纤维材料,将石膏衬垫附着于打湿的夹板材料,两者成为一个整体,夹板中部附于足部,两端置于小腿两侧(图 10.21)。

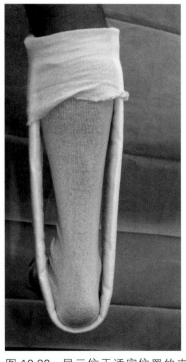

图 10.20　显示位于适宜位置的夹板材料和弹力织物。

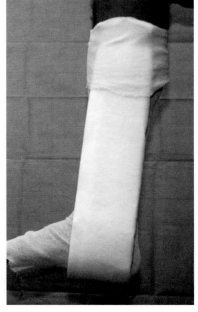

图 10.21　从另一个方位观察位于适宜位置的夹板材料,下一步是用弹力绷带将其固定。

- 从足部开始，用弹力绷带将夹板固定。确保绷带的张力不要太大。
- 应用夹板时，踝关节应固定在 90° 位。

拇指"人"字形夹板（图 10.22）

适应证

- 第 1 掌骨和指骨骨折。
- 舟骨骨折。
- 月骨骨折。
- 狭窄性腱鞘炎。
- 拇指的软组织损伤。

注意：拇指"人"字形夹板能够限制拇指屈伸、外展和内旋运动。

材料

- 弹力织物。
- 石膏或玻璃纤维夹板。
- 石膏衬垫。
- 弹力绷带。

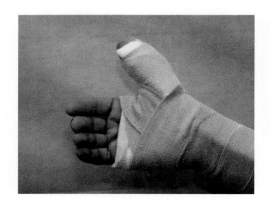

图 10.22　拇指"人"字形夹
板。用于第 1 掌骨和跖骨
骨折、舟骨骨折、月骨骨折、
拇指软组织损伤的治疗。

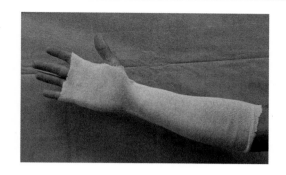

图 10.23　将弹力织物置于适宜位置以进行夹板固定。在织物上剪一个洞以便拇指伸出。

应用

- 弹力织物覆盖手部至前臂中段（图 10.23）。
- 夹板材料（石膏或玻璃纤维夹板）从拇指尖部开始固定至前臂中部。
- 可以将夹板卷在拇指周围，也可将夹板材料裁剪出两个三角形缺口以避免弯折时局部隆起，适当地固定在拇指周围（图 10.24）。
- 大多数夹板的宽度为 2~3 英寸（5~7.5 cm）。
- 如果采用石膏夹板，应垫以 2~3 层石膏衬垫，在骨性凸起处固定时则相应增加衬垫的层数。
- 用水打湿石膏夹板，或适当湿化玻璃纤维材料。
- 将石膏衬垫附着于打湿的夹板材料，将它们作为一个整体，从拇指开始附于前臂桡侧（图 10.25）。
- 从手部开始，用弹力绷带将夹板固

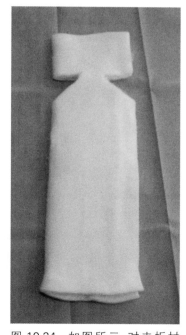

图 10.24　如图所示，对夹板材料进行裁剪以便其在拇指处更容易塑形。

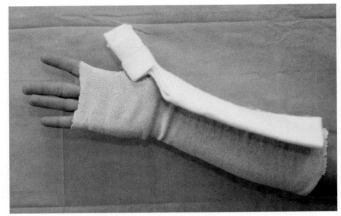

图 10.25　位于适宜位置的拇指"人"字形夹板材料,下一步是用弹力绷带将其固定。

定。确保绷带的张力不要太大。

- 应用夹板时,拇指应固定于解剖位。

尺侧 U 型夹板（图 10.26 和图 10.27）

适应证

- 第 4、第 5 指骨和掌骨骨折。
- 第 4、第 5 指的软组织损伤。

注意：尺侧 U 型夹板能够限制远端指间关节、近端指间关节、掌指关节、腕关节屈伸运动。

材料

- 弹力织物。
- 石膏或玻璃纤维夹板。

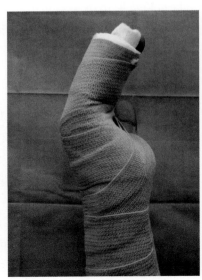

图 10.26　尺侧 U 型夹板。用于第 4、第 5 指骨和掌骨骨折及软组织损伤。

- 石膏衬垫。
- 弹力绷带。

应用

- 弹力织物覆盖手部至前臂中段。
- 夹板材料（石膏或玻璃纤维夹板）从手指远端覆盖至前臂远端的尺侧。
- 一般夹板宽度为 3~4 英寸（7.5~10 cm）。
- 如果采用石膏夹板，应垫以 2~3 层石膏衬垫，在骨性凸起处固定时则相应增加衬垫的层数。
- 在第 4 和第 5 指之间垫一层石膏衬垫（图 10.28）。

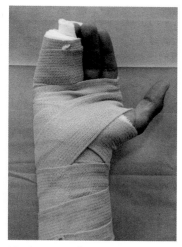

图 10.27　尺侧 U 型夹板。用于第 4、第 5 指骨和掌骨骨折及软组织损伤。

- 用水打湿石膏夹板，或适当湿化玻璃纤维材料。
- 将石膏衬垫附着于打湿的夹板材料作为一个整体，固定于手部尺侧，确保夹板完全覆盖第 4、第 5 指（图 10.29）。

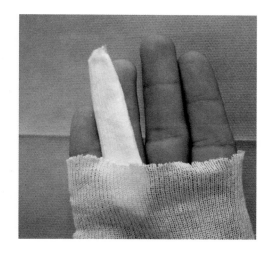

图 10.28　在第 4、第 5 指之间放置一次性石膏衬垫以预防其在夹板内出现皮肤浸渍。

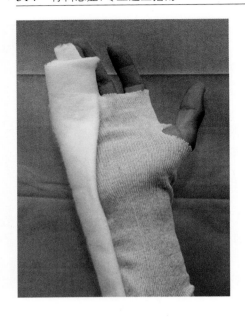

图 10.29　位于适宜位置的尺侧 U 型夹板材料，下一步是用弹力绷带将其固定。要确保仅对第 4、第 5 指进行固定，以保持第 2、第 3 指的最大活动度。

- 从手指远端开始，用弹力绷带将夹板固定。确保绷带的张力不要太大。夹板的固定范围不应该包括第 2、第 3 指。
- 应用夹板时，手指和腕关节应固定于功能位。

桡侧 U 型夹板（图 10.30）

适应证

- 第 2、第 3 指骨和掌骨骨折。
- 第 2、第 3 指的软组织损伤。

注意：桡侧 U 型夹板能够限制远端指间关节、近端指间关节、掌指关节、腕关节屈伸运动。

材料

- 弹力织物。

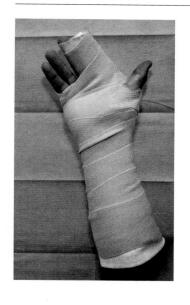

图 10.30　桡侧 U 型夹板,用于第 2 和第 3 指骨和掌骨骨折及软组织损伤。

- 石膏或玻璃纤维夹板。
- 石膏衬垫。
- 弹力绷带。

应用

- 弹力织物覆盖手部至前臂中段。
- 夹板材料(石膏或玻璃纤维夹板)从手指中部远段覆盖至前臂中段的背侧。
- 一般夹板宽度为 3~4 英寸(7.5~10cm)。
- 如果采用石膏夹板应垫以 2~3 层石膏衬垫,在骨性凸起处固定时则相应增加衬垫的层数。
- 在第 2 和第 3 指之间垫一层石膏衬垫。
- 需在夹板材料上裁剪一个凹槽,不要使拇指与夹板过多接触(图 10.31)。边缘要加衬垫(图 10.32)。
- 用水打湿石膏夹板,或适当湿化玻璃纤维材料。

- 将石膏衬垫附着于打湿的夹板材料作为一个整体，固定于手部桡侧，确保夹板完全覆盖第 2 和第 3 指。拇指应在夹板的固定范围之外（图 10.33）。
- 从手指远端开始，用弹力绷带将夹板固定。确保绷带的张力不要太大。夹板的固定范围不应该包括第 4 和第 5 指。
- 应用夹板时，手指和腕关节应固定于功能位。

固定工具

注意：（1）除夹板外，还可采用多种固定装置在稳定损伤区域的同时使患者感觉舒适并促进愈合。这些装置包括铰链式膝关节固定支具、

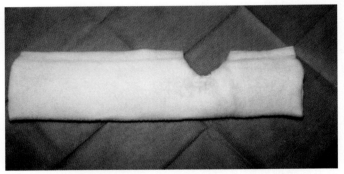

图 10.31   对夹板材料进行裁剪留出一个凹槽，避免拇指也被固定。

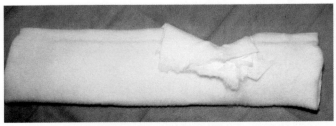

图 10.32   对凹槽边缘垫以衬垫，以免玻璃纤维摩擦拇指，引起皮肤炎症。

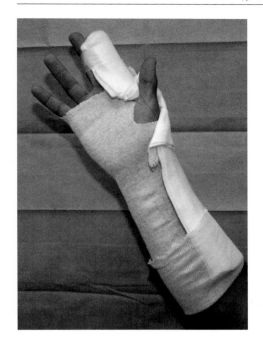

图 10.33 适宜位置的桡侧 U 型夹板材料,下一步是用弹力绷带将其固定。要确保只对第 2、第 3 指进行固定,以保持第 4、第 5 指的最大活动度。

"8"字形固定带、靴形固定器和手臂吊带。

（2）教导患者正确的使用固定工具对于预防深静脉血栓形成和神经损伤等远期并发症十分重要。

膝关节支具

- 有两种型号:铰链式支具和非铰链式制动器。
- 适用于急性或慢性损伤。
- 膝关节制动器要比铰链式支具适用范围广。
- 膝关节支具应该在与矫形和运动医学医师建议下使用。
- 铰链式膝关节支具可用于康复治疗及避免运动过程中的二次损伤。
- 铰链式膝关节支具可用于治疗无须手术修复的单纯膝关节内侧副韧带损伤。

- 非铰链式制动器可用于持续不适的急性损伤患者,但很少能正确使用。
- 非铰链式制动器可用于检查中发现的单侧膝关节韧带不稳定患者,或者患者不能配合完成一系列检查而怀疑有韧带损伤者。
- 膝关节制动下可能导致下肢深静脉血栓形成,因此使用制动装置时间不宜过长,应密切随访,以决定是否有必要继续使用。
- 膝关节支具和制动器都可以单独或与拐杖配合使用。

手臂吊带

- 适应证包括:锁骨和肱骨骨折、肩锁关节脱位、肩袖损伤、腕部和前臂骨折,以及上肢关节脱位行手法复位后。
- 手臂吊带能够对上肢进行固定,并减轻患者疼痛。
- 主要用于固定肩关节和肘关节。
- 可以单独使用,也可与支具和夹板配合使用。
- 除肱骨近端骨折等禁忌证相关损伤外,均应指导患者适当进行肩关节功能锻炼。
- 肩关节功能锻炼能够预防粘连性肩关节囊炎、"冻结肩"等相关并发症。
- 手臂吊带型号不合适会导致腕部过度尺偏,如果不能得到及时纠正,这种尺偏牵拉会导致严重的神经病变。

注意:吊带的固定范围应达到掌指关节处,避免腕部过度尺偏而引起神经病变。

踝关节靴形支具

- 适应证:单纯的腓骨远端骨折、跟腱损伤及严重的踝关节扭伤。
- 根据损伤类型可采用铰链式或固定式支具。
- 能够提供与后侧夹板类似的固定效果。
- 当用于固定跟腱断裂时,应固定于踝关节跖屈 15°位。
- 可用于能负重的损伤,也可与拐杖联用于不能负重的损伤。
- 除非有可引起损伤的禁忌证,否则应指导患者适当活动患侧小腿以预防深静脉血栓形成。

其他护具

- 有许多不同的护具能够起到限制固定的作用,改善患者舒适度,达到局部保护的效果。
- 动态夹板固定及"8"字吊带固定都是先进的固定技术。
- 这些护具均应在矫形医师指导下使用,保证患者佩带舒适,并掌握护具的使用方法。

参考文献

Mercier LR. *Practical Orthopedics*. 6th edn. Philadelphia, PA: Mosby/Elsevier. 2008.

Roberts JR, Hedges JR. *Clinical Procedures in Emergency Medicine*. Philadelphia, PA: Saunders/Elsevier. 2010.

Simon RR, Sherman SC, Koenigsknecht SJ. *Emergency Orthopedics: The Extremities*. New York, NY: McGraw-Hill, Medical Pub. Division. 2007.

索　引

其他